생명의 기적, 미래 의학의 희망과 도전, 줄기세포

생명의 기적, 미래 의학의 희망과 도전
줄기세포

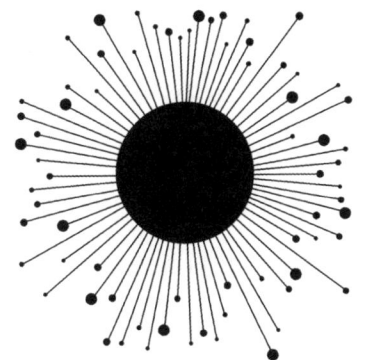

● 추천의 글

정종화
의학박사, 센터피스바이오 센터장, 강남메디컬센터 세포재생의학연구소 대표원장

저는 줄기세포 연구와 치료 분야에서 15년 이상 헌신해온 경험을 바탕으로, 김종진 저자의 『생명의 기적, 미래 의학의 희망과 도전, 줄기세포』를 강력히 추천합니다. 이 책은 줄기세포 기술이라는 첨단 과학을 대중적인 영화라는 매력적인 시각에서 심도 있게 탐구하고 있으며, 그 접근 방식은 참으로 신선하고 설득력 있습니다.

김종진 저자는 영화 《블루프린트》, 《아일랜드》, 《가을동화》 등 다양한 작품을 통해 줄기세포 기술의 실제와 가능성을 명확히 드러내고, 그 과정에서 윤리적 쟁점도 진지하게 다루고 있습니다.

과학적 근거와 영화적 상상력을 조화롭게 결합하여, 줄기세포 연구의 복잡한 현실을 효과적으로 풀어낸 점은 독자에게 이 기술의 현재와 미래를 깊이 이해할 수 있는 기회를 제공합니다.

이 책의 가장 눈부신 점은 줄기세포 연구의 과학적 및 의학적 현실을 사실적이고 객관적으로 접근했다는 것입니다. 조혈모세포 이식이나 CAR-T 세포 치료와 같은 실제 임상 사례를 생생하게 묘사하여, 독자들이 이 분야에서의 진정한 도전과 가능성을 올바르게 인식할 수 있도록 돕습니다.

의료 현장에서 환자들을 직접 치료하며 줄기세포 연구를 수행하는 입장에서, 저자가 제시한 기술의 실질적 활용 가능성과 한계에 대한 분석은 매우 정확하며, 이는 현장 의료진과 연구자들에게 실용적인 지침이 될 것입니다. 특히 GVHD와 같은 임상적 부작용과 치료 과정의 난관을 명확히 설명한 부분은 실제 임상 경험과도 완벽히 일치합니다.

또한, 신경퇴행성 질환에 대한 줄기세포의 치료 가능성을 깊이 있게 다루고 있다는 점은 이 책의 매우 중요한 가치입니다. 파킨슨병과 알츠하이머병 치료의 임상적 가능성과 현재 연구의 한계를 균형 있게 제시함으로써, 줄기세포 기술이 인류 건강에 기여할 잠재력을 명확히 전달합니다.

무엇보다 이 책은 연구 윤리의 중요성을 강조하며, 영화《제보자》와 같은 사례를 통해 연구자로서의 책임과 윤리적 의무를 상기시킵니다. 이는 줄기세포 연구가 단순한 기술 발전을 넘어 사회적 책임과 윤리적 성찰을 동반해야 함을 일깨우는 중요한 메시지입니다.

저는 이 책이 줄기세포 기술에 대한 대중적인 소개를 넘어, 실제 의료 현장과 연구자들에게 깊은 통찰을 제공한다고 확신합니다. 첨단 의학 기술의 현실적 이해와 윤리적 책임에 대한 심도 있는 고민을 촉진하는 이 책을 모든 의료진과 과학 연구자들에게 필독서로 강력히 권장합니다.

• 추천의 글

이규제

연세대학교 의과대학 교수

1. 대중과 학계를 잇는 과학 커뮤니케이션의 모범

이 책은 의학적 주제를 영화라는 대중 매체와 접목해 생명과학의 복잡성을 직관적으로 전달합니다. 영화 《블루프린트》, 《아일랜드》, 《가을동화》 등의 사례를 통해 줄기세포 기술이 가진 윤리적·의학적 이슈를 다각도로 분석하며, 과학적 사실과 문화적 상상력의 간극을 명료하게 보여줍니다. 특히 백혈병 치료 과정에서의 조혈모세포 이식과 영화적 서사의 대비는 의학적 현실을 이해하는 데 탁월한 비유로 기능합니다.

저자는 복제인간, 신경재생, 일상 질환 치료 등 첨단 주제를 단순히 기술적 난이도로 설명하지 않고, 인간의 실존적 고민과 연결합니다. 예를 들어 파킨슨병 환자의 유도만능줄기세포$_{iPSC}$ 임상시험 사례를 소개하며, 뇌 신경망 재구성의 과학적 한계와 희망을 동시에 강조합니다. 이러한 접근은 의학도뿐 아니라 일반 독자에게도 생명과학의 사회적 함의를 성찰하게 합니다.

2. 임상 현장의 미묘한 균형을 반영한 통찰

이 책의 가장 큰 장점은 낙관과 회의 사이에서 현실을 직시하는 태도입니다. 관절염 치료용 지방유래 줄기세포 주사의 상용화 사례를 소개하면서도, "3D 바이오프린팅 모낭 재생" 기술이 아직 실험 단계임을 경고합니다. 이는 일부 시장에서 과장된 광고로 인한 피해 사례를 방지하려는 책임감을 반영합니다.

의료윤리 측면에서도 탁월한 분석을 제공합니다. 치료용 복제와 생식용 복제의 법적 구분, HFEA$_{영국 인간수정·배아학국}$의 14일 룰 등을 설명하며, 과학적 발전과 규제의 상호보완적 관계를 강조합니다. 특히 《블루프린트》의 복제인간 '시리'가 겪는 정체성 혼란을 하이데거의 '실존적 자유' 개념과 연결한 부분은 인문학적 깊이를 더합니다.

3. 의학교육과 환자 소통의 새로운 프레임워크

이 책은 의과대학 교재로도 적합합니다. 조혈모세포 이식의 단계별 프로토콜을 영화 《세상의 중심에서 사랑을 외치다》의 서사와 병렬 서술하며, 의료진이 환자에게 치료 과정을 설명할 때 참고할 수 있는 모델을 제시합니다. GVHD이식편대숙주병 재발률 20~30%, CAR-T 세포치료의 사이토카인 폭풍 위험 등 현실적 데이터를 객관적으로 제시함으로써, 학생들이 임상 판단의 복잡성을 체감할 수 있게 합니다.

또한 "자가 vs. 동종 세포"의 장단점 비교, 제대혈의 면역 관용성 등 최신 연구 동향을 폭넓게 다룹니다. 일본의 파킨슨병 iPSC 임상시험, 미국 FDA의 CGT세포·유전자 치료 규제 체계 등 글로벌 사례를 포함해 의학의 국제적 협력 필요성을 부각합니다.

4. 윤리적 성찰을 유발하는 철학적 접근

저자는 기술의 이중성을 날카롭게 지적합니다. 복제인간을 소재로 한 영화 분석에서 "치료용 복제"의 생명 구원 가능성과 "생식용 복제"의 도구화 위험을 대비시킵니다. 이는 칸트의 정언명령—"인간을 수단이 아닌 목적으로 대하라"—을 현대 생명과학에 적용한 사례로, 의료윤리 교육의 핵심 주제를 제공합니다.

탈모 치료 연구 장에서는 "3D 바이오프린팅 모낭 재생" 기술의 잠재력과 상업화 남용 가능성을 경고합니다. 지방줄기세포를 이용한 미용 시술의 허와 실을 논하며, 과학적 검증 없이 고가 치료를 홍보하는 클리닉의 문제점을 지적합니다. 이러한 내용은 환자-의사 관계에서 신뢰 구축의 중요성을 재확인시킵니다.

5. 개선을 위한 제언과 향후 과제

유일한 아쉬움은 동아시아 생명윤리 담론의 상대적 부재입니다. 유교적 관점에서의 생명 존엄성이나 한국의 제대혈 은행 운영 사례를 추가했다면, 문화적 특수성을 반영한 논의가 강화되었을 것입니다. 또한 뇌신경재생 연구에서 한국의 혁신적 기여(예: 서울대 병원의 척수손상 임상시험)를 소개했다면 국내 연구 동향 이해에 도움이 되었을 것입니다.

결론: 과학적 리터러시 확장을 위한 필독서

『생명의 기적, 미래 의학의 희망과 도전, 줄기세포』는 의학의 인문학적 성찰을 요구하는 시대에 반드시 필요한 저작입니다. 영화적 상상력과 과학적 엄밀함을 결합해, 독자로 하여금 기술의 가능성과 한계를 동시에 성찰하게 합니다. 연세대학교 의과대학에서 이 책을 융합 교과과정의 핵심 텍스트로 활용할 계획이며, 의료인을 꿈꾸는 학생들이 환자 중심의 윤리적 판단력을 기르는 데 기여할 것으로 기대합니다.

• 추천의 글

송봉준
원광대학교 식품공학과 교수

1. 과학적 통찰과 문화적 상상력의 융합적 접근

이 책은 줄기세포 연구의 복잡성을 영화라는 대중적 매체를 통해 명료하게 해체합니다. 저자 김종진 박사는 생명과학의 난해한 개념을 SF, 멜로드라마, 휴먼드라마 등 다양한 장르의 서사와 연결함으로써, 과학적 리터러시 확장을 독자들에게 제공합니다. 특히 《아일랜드》와 《블루프린트》를 통해 복제인간의 윤리적 쟁점을 조명하며, 생명공학의 사회적 함의를 입체적으로 탐구합니다.

식품공학 분야에서도 줄기세포 기술은 혁신적 가능성을 지닙니다. 예를 들어, 조직공학적 접근법은 미래 식품 소재 개발(예: 배양육)과 연결될 수 있습니다. 이 책에서 다루는 3D 바이오프린팅 기술은 식품의 구조 설계에 적용 가능한 아이디어를 제시하며, 생물공학적 융합 연구의 교두보 역할을 합니다.

2. 임상 현장과 생명윤리의 균형 탐구

저자는 백혈병 치료에서의 조혈모세포 이식 과정을《가을동화》와《세상의 중심에서 사랑을 외치다》의 서사와 대비하며, 의학적 현실(재발률 20~30%, GVHD 위험)을 데이터로 증명합니다[2-4]. 이는 단순한 치료법 설명을 넘어, 과학적 엄밀성과 환자 중심의 윤리적 고민을 동시에 보여주는 사례입니다.

파킨슨병 치료를 위한 iPSC 임상시험과 신경재생 연구 동향은 식품공학에서의 세포 배양 기술과 방법론적 유사성을 지닙니다. 배양액 최적화, 세포 분화 제어 등에서 축적된 지식은 식품 소재의 기능성 연구에도 적용 가능하며, 이 책은 융합 연구의 중요성을 재확인시킵니다.

3. 기술의 이중성에 대한 철학적 성찰

복제인간을 소재로 한 영화 분석은 하이데거의 '실존적 자유' 개념과 연결되어, 생명공학이 인간 본질에 미치는 영향을 성찰합니다.《블루프린트》의 복제인간 '시리'가 겪는 정체성 혼란은 유전적 결정론과 창의성의 갈등을 상징하며, 이는 식품 유전자 편집 기술에서도 발생하는 윤리적 딜레마와 유사합니다.

HFEA영국 인간수정·배아학국의 14일 룰[4-5]과 같은 국제 규제 사례는 식품안전 분야의 사전예방원칙Precautionary Principle과 맥을 같이합니다. 기술 발전과 위험 관리의 조화는 모든 생명과학 분야의 공통 과제임을 강조합니다.

4. 교육 현장에서의 활용 가치

본서는 생명공학 교재로도 탁월합니다. 3장의 iPSC 임상 적용 사례는 현장 감각을 반영한 최신 동향을 담아, 식품공학과 학생들이 세포 배양 기술의 산업적 잠재력을 이해하는 데 도움을 줍니다. 관절염 치료용 지방유래 줄기세포 주사의 상용화 사례는 기능성 식품 개발 프로세스와의 유사성을 통해 창의적 아이디어를 유발합니다.

"가짜 줄기세포 시술" 경고 장은 연구윤리 교육의 현장 사례로 적합합니다. 식품산업에서의 허위 과장 광고 사례와 비교 분석하면, 학생들이 소비자 보호와 과학적 검증의 중요성을 체계적으로 이해할 수 있습니다.

5. 개선을 위한 제언

동아시아 생명윤리 담론의 상대적 부재는 아쉬운 부분입니다.

식문화와 연계된 생명 존엄성 논의(예: 발효 식품의 미생물 생태계 보존)나 한국의 제대혈 은행 사례를 추가했다면, 문화적 공감대를 확장할 수 있었을 것입니다. 또한 배양육 등 식품공학 분야의 윤리적 쟁점을 다룬다면 학제간 연구자들에게 더 큰 영감을 주었을 것입니다.

결론: 생명과학의 미래를 여는 교두보

『생명의 기적, 미래 의학의 희망과 도전, 줄기세포』는 단순한 과학 해설서가 아닌 인문학과 자연과학의 대화를 요구하는 시대정신의 반영입니다. 영화적 상상력과 과학적 데이터의 조합은 독자로 하여금 기술의 가능성과 한계를 동시에 성찰하게 합니다.

본서는 생명공학자, 식품연구원, 윤리학자는 물론, 첨단 바이오기술이 일상화될 미래를 살아갈 모든 이에게 필독을 권합니다. 원광대학교 식품공학과에서는 이 책을 융합 강의 교재로 활용하며, 학생들이 창의적 문제해결 능력과 윤리적 판단력을 기르는 데 기여할 계획입니다.

● 추천의 글

오준현

상명대학교 식품공학과 교수

『생명의 기적, 미래 의학의 희망과 도전, 줄기세포』를 처음 접했을 때의 느낌은 다소 생소했습니다. 식품공학자로서 평소 줄기세포와 같은 의학적이고 전문적인 분야는 관심 밖의 영역으로 여겨졌기 때문입니다. 그러나 책을 펼치자마자 제 생각은 빠르게 바뀌었습니다. 김종진 저자가 영화라는 대중적이고 익숙한 소재를 활용하여 줄기세포 기술을 매우 흥미롭고도 깊이 있게 탐구했기 때문입니다.

이 책은 단순히 영화 속 줄기세포 기술을 소개하는 것을 넘어, 줄기세포가 우리 삶과 얼마나 밀접하게 연결될 수 있는지를 다양한 관점에서 조명하고 있습니다. 특히 제 관심을 끌었던 부분은 지방에서 추출한 성체줄기세포를 활용한 미용 및 건강 관리 분야였습니다. 최근 식품공학에서도 건강기능식품, 웰에이징 제품 개발을 위해 다양한 바이오 소재가 연구되고 있는데, 이와 유사한 맥락에서 줄기세포 기술이 인간의 삶의 질을 개선하는 새로운 가능성을 제시한다는 점이 매우 흥미로웠습니다.

저자는 영화라는 대중적이고 친숙한 소재를 통해 어렵고 복잡한 줄기세포 과학을 누구나 이해하기 쉽게 풀어냈습니다. 영화 속에 등장하는 줄기세포 서사가 단순히 상상력이 아니라 현실과 연결된 기술적 근거를 가지고 있음을 명쾌하게 제시하고 있습니다. 또한, 과학 기술이 현실과 어떤 차이가 있으며, 실제로 줄기세포 치료가 가진 가능성과 한계점이 무엇인지도 균형 잡힌 시각에서 잘 정리하고 있습니다.

저자는 줄기세포 연구와 관련된 윤리적, 사회적 이슈에도 주의를 기울이고 있습니다. 특히 줄기세포 치료가 미용 및 웰빙 산업과 연결되면서 생겨나는 윤리적 문제와 과학적 신뢰성에 대한 논의를 다룬 부분은 식품공학자로서 큰 공감을 불러일으켰습니다. 건강기능식품 개발에서 자주 마주하게 되는 문제—과학적 타당성과 상업적 과장의 균형, 기술의 실제 효능과 안전성 입증 문제와도 밀접한 관련이 있기 때문입니다.

이 책의 가장 뛰어난 점은 과학과 현실의 간극을 객관적이고 균형 잡힌 시각에서 서술한다는 것입니다. 지방줄기세포와 같은 성체줄기세포의 가능성과 한계를 실제 연구 사례와 영화 속 서사를 병행하여 설명함으로써, 독자들에게 흥미로움과 정확한 과학적 이해를 동시에 전달하고 있습니다. 이런 접근법은 비전공자도 이해하기 쉬울 뿐 아니라, 식품공학과 같이 응용과학을 연구하는 저에게도 매우 유용한 정보였습니다.

식품공학 분야에서 기능성 식품과 바이오 소재 개발을 연구하는 학자로서 저는 이 책이 제공하는 관점에서 많은 영감을 얻었습니다. 줄기세포 기술을 활용한 미용과 웰에이징 연구는 기능성 식품의 개발과도 연결될 수 있는 잠재력을 갖고 있습니다. 줄기세포 연구의 진보와 현실적 적용 가능성, 그리고 윤리적 논쟁까지 아우르는 저자의 통찰력은 학문 간 융합적 접근의 필요성을 다시금 인식하게 합니다.

결론적으로, 『생명의 기적, 미래 의학의 희망과 도전, 줄기세포』는 식품공학을 비롯한 다양한 분야의 연구자들에게 새로운 관점과 영감을 제공할 수 있는 뛰어난 책입니다. 과학적 사실을 정확히 전달하면서도 일반 독자들이 쉽게 이해하고 접근할 수 있도록 구성된 이 책을 식품공학 분야의 학자와 학생뿐 아니라 줄기세포에 관심 있는 모든 독자들에게 진심으로 추천하는 바입니다.

• 프롤로그

한 편의 영화가 우리에게 건네는 질문

언젠가 당신도 영화관에서, 혹은 TV 드라마 속에서 "줄기세포"라는 말이 자연스럽게 등장하는 장면을 보며 호기심을 느껴본 적이 있을 것이다. 불치로 알려진 병을 단숨에 고쳐버린다거나, 복제인간이나 맞춤형 장기를 생산해 주인공에게 이식한다는 설정은 SF 영화의 단골 소재로 자리 잡았다. 그런데 놀랍게도, 이 설정들이 "완전한 허구"만은 아닐 수 있다는 사실을 알게 될 때 우리는 전율을 느낀다. 영화가 뿜어내는 감동은 여운으로 남고, 그 배경에서 언뜻 스쳐 간 과학적 아이디어가 "미래 의료 기술"이라는 이름으로 조금씩 현실이 되어 가는 중이기 때문이다.

그렇다면 이 '기술'은 정말 무엇일까? 유전자를 변형해 슈퍼 인간을 만드는 공상? 아직은 윤리적 문제로 꺼려지는 "인간 복제"와 맞닿아 있는 이야기? 아니면 백혈병이나 심장병에 시달리는 환자들을 구원할 "기적의 해법"? 불과 20여 년 전만 해도 "줄기세포 stem cell"란 단어는 대중에게 생소했다. 하지만 지금은 과학 분야 전문 뉴스나 병원 홍보 자료에서 숱하게 언급되며, 암과 퇴행성 질환 치료 연구에서 두드러진 결과를 보이는 "최첨단 기술"로 주목받고 있다.

영화라는 거울을 통해 이 기술의 윤곽을 들여다보면 어떨까?

사실, 영화는 대부분 "과장"을 통해 극적 재미를 추구한다. 그런데 그 과장 뒤에는 종종 실제 연구 현장에서 출발한 과학적 씨앗이 묻혀 있기도 하다. 예를 들어, 《가을동화》나 《세상의 중심에서 사랑을 외치다》처럼 백혈병을 다룬 작품들은 조혈모세포 이식의 효과를 은유적으로 보여주고, 《블루프린트》나 《아일랜드》는 복제인간과 인간 존엄성의 문제를 신랄하게 파고든다. 이렇듯 스크린에 펼쳐진 줄기세포 서사를 따라가다 보면 어느덧 우리 삶과 맞닿은 의료 혁신과 윤리적 딜레마를 체감하게 된다.

줄기세포란, 먼저 머릿속에 떠오르는 것은 "무엇이든 될 수 있는 가능성"일 것이다. 실제로 줄기세포는 인체의 다양한 조직으로 자라나 분화할 수 있는 '만능pluripotent' 특성을 지닌 세포를 의미한다. 배아줄기세포Embryonic Stem Cell, 성체줄기세포Adult Stem Cell, 유도만능줄기세포iPSC 등 여러 종류가 있는데, 아직 각기 다른 강점과 약점이 존재한다. 예컨대 배아줄기세포는 분화 능력이 뛰어나지만, 윤리 문제가 따르고, 성체줄기세포는 상대적으로 안전하나 분화 능력이 제한적이다.

우리가 이 책에서 주목하려는 것은, 이런 "줄기세포"가 영화 속에 어떻게 드러나고, 실제 임상 현장에서는 무엇이 현실화되고 있는지, 또 그 과정에서 어떤 윤리·법·사회적 고민이 발생하는지를 폭넓게 살피는 것이다. 이처럼 복합적인 얽힘을 통해 줄기세포라는 첨단 과학기술이 단순한 의학적 도구를 넘어 우리 사회와 문화, 그리고 철학적 성찰의 주제로 성장하고 있음을 확인할 수 있다.

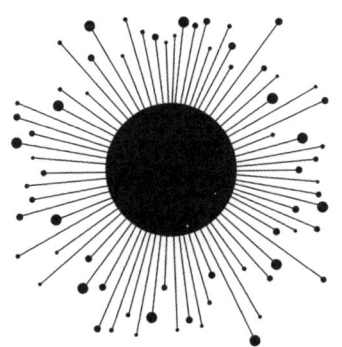

● 차례

추천의 글 • 6
프롤로그 • 20

1장 줄기세포, 스크린 속에 등장하다

영화 속 줄기세포 클리셰 • 32
"복제", "재생 치료", "맞춤형 장기"로 이어지는 연결고리 • 36
"줄기세포=만병통치"라는 환상과 실제 연구 현장 사이 • 39
줄기세포의 기본 개념 • 42
성체줄기세포의 특성과 임상 활용 • 46
유도만능줄기세포iPSC의 혁명적 가능성 • 51
생체 재생 능력과 분화능, 임상 적용 사례 • 55

2장 백혈병 치료, 생사를 건 사랑

말기 판정으로 더 극적으로 연출되는 생의 마지막 • 68
조혈모세포 이식(골수이식)과 기적의 완치 스토리 • 71
조혈 모세포 이식의 원리: 생명의 근원적 재구성 • 75
임상성과 및 실제 성공 사례: 희망의 현실화 • 79
영화적 감동 넘어, 현실 치료의 한계와 미래 • 82

3장 간·관절·탈모…재생의학이 열어갈 일상 치료

관절염, 퇴행성 질환, 탈모, 각종 미용 시술 • 94
성체줄기세포(지방·골수) 활용과 한계 • 97
"엄마, 나도 새 머리 심을 수 있어?" • 100
신뢰할 수 있는 재생 치료의 기준 • 103
가짜 시술·과장 광고 대처 방안 • 106

4장 '복제인간' 논쟁: 과학이냐 윤리냐?

체세포 핵치환 vs. 치료용 복제: 기술의 이중적 가능성 • 118
생식 목적 복제인간의 금지와 윤리 쟁점: 존재의 고유성을 둘러싼 논쟁 • 121
복제인간이 마주한 '존재의 이유' • 124
"우리는 어디까지 허락해야 할까?" • 132
국제공조 및 규제와 연구 촉진의 균형: 진보와 한계 사이의 섬세한 경계 • 134
영화 속 복제인간의 메시지: 존재와 기술의 철학적 조명 • 137

5장 《미키 17》: 복제인간과 생명의 가치

《미키 17》의 세계관과 복제인간 설정 • 148
자아와 정체성의 문제: 두 미키의 공존 • 151
권력과 착취의 구조: 식민지 개척의 이면 • 154
희생과 저항: 시스템에 맞서는 방법 • 157
《미키 17》와 다른 복제인간 영화의 비교 • 160
줄기세포 연구와 복제 윤리의 현실적 함의 • 164

6장 파킨슨·치매·뇌 손상: 신경재생의 첨단

중추신경계 재생 가능한가? • 174
영화가 담은 환자·가족의 고통과 희망 • 177
구체적 임상시험 사례: 과학과 윤리의 미묘한 경계 • 181
신경재생에 대한 글로벌 동향 • 185
유도만능줄기세포iPSC 기반 세포치료 vs. 유전자치료의 협업 • 189

7장 연구 윤리와 '제보자'가 던진 파장

줄기세포 스캔들이 보여준 그림자 • 200
국제학술지 철회와 국가 이미지 추락 • 203
내부 고발자와 언론의 역할 • 206
생명의료윤리의 4원칙 • 210
줄기세포 임상시험 시 환자보호·이해충돌·장기추적 필수 • 214
시민사회와 언론의 감시 역할 • 218

8장 "줄기세포 대중화 시대"가 온다면?

맞춤형 치료에서 일상적 재생의학으로 • 228
노화 예방·미용·건강증진 융합 • 231
질병치료의 신세계: 줄기세포 이야기들 • 233
경제적·윤리적 함정 • 241
더 나은 미래를 위한 조건 • 244
국제 공조, 규제·법제의 지속적 업데이트 • 246

에필로그 • 252

부록

줄기세포 용어 정리 • 264
주요 참조 영화 리스트 • 266
주요 연구기관 및 임상시험 안내 • 268

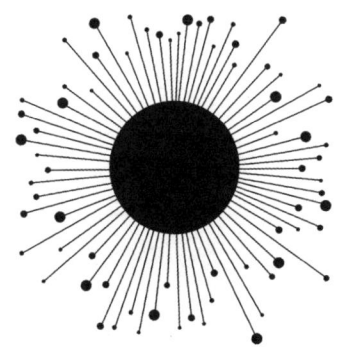

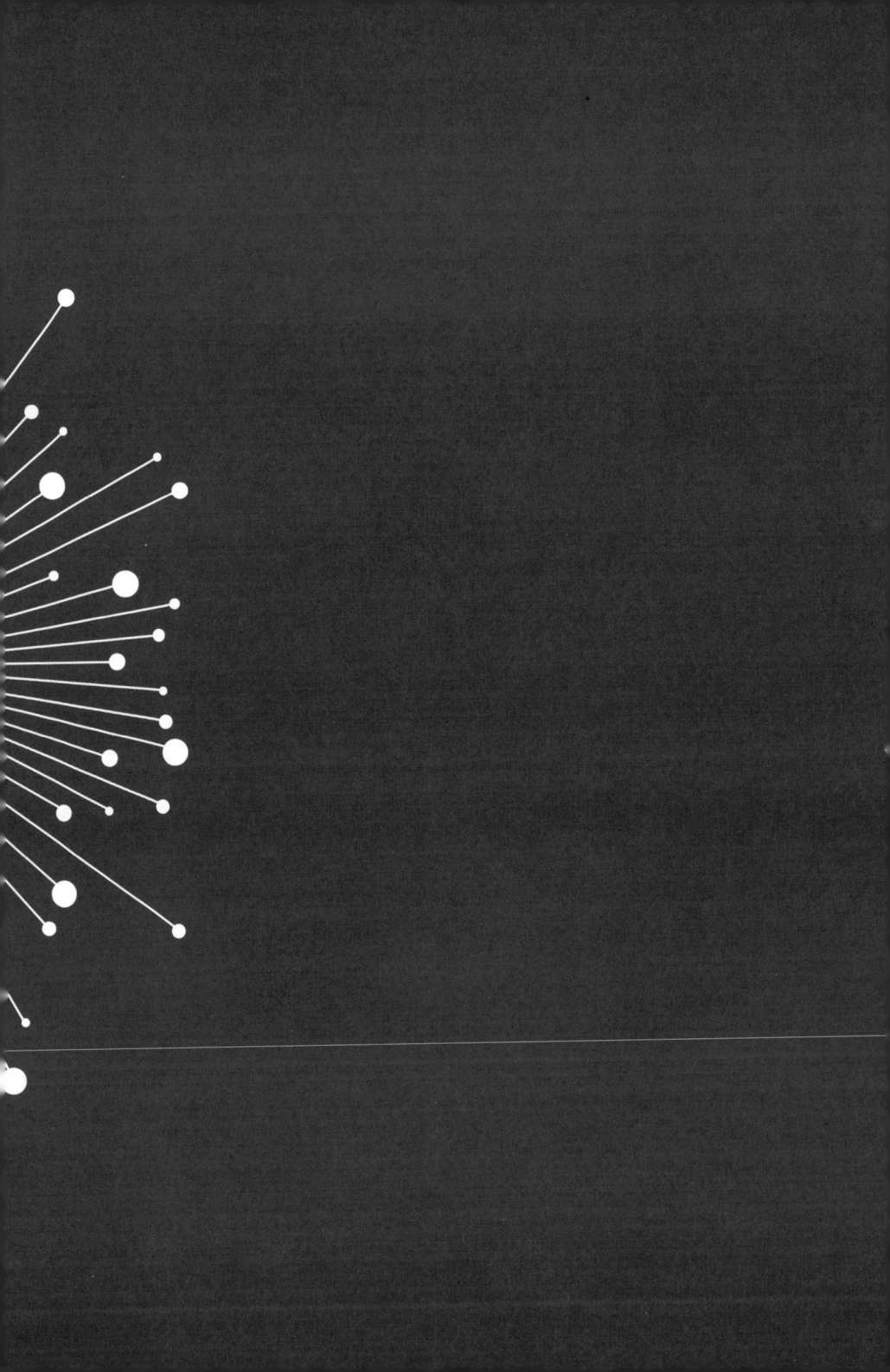

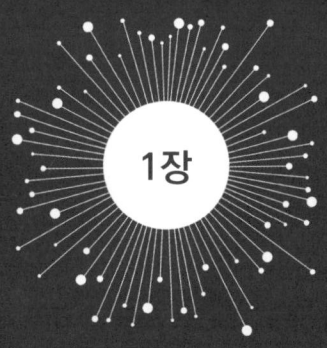

1장

줄기세포, 스크린 속에 등장하다

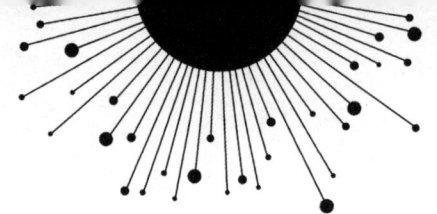

들어가며

영화 속에서 "줄기세포"라는 단어가 심심찮게 들리는 시대가 되었다. 불과 20여 년 전만 해도, 대중 매체에서 줄기세포 관련 서사가 깊이 다뤄지는 일은 드물었다. 그러나 어느 순간부터 난치병 치료, 장기 복제, 심지어 복제인간 스토리의 핵심 키워드로 줄기세포가 등장하기 시작했고, 이는 SF 장르뿐만 아니라 멜로·휴먼 드라마·스릴러 등 장르를 가리지 않고 확산되었다. 시청자는 스크린 속 "기적 같은 치료"에 놀라면서도, 한편으론 '정말 저런 일이 가능해졌나?', '너무 과장된 설정 아닌가?' 하는 의문을 품는다.

본 장에서는 "영화 속 줄기세포 클리셰"를 집중 조명하고, 이어서 줄기세포의 기초 개념을 차근차근 풀어보고자 한다. 이를 통해 "스크린이 만들어내는 환상"과 "실제 연구 현장" 사이의 거리를 가늠해 보는 계기를 마련하고, 나아가 왜 줄기세포가 현대 의학에서 이렇게 중요하게 떠오르는지를 짚어볼 것이다.

영화 속 줄기세포 클리셰

SF 블록버스터부터 멜로 드라마까지:
끊임없이 소환되는 복제, 재생 치료, 맞춤형 장기

SF 영화에 줄기세포가 가장 활발히 활용되는 영역은 역시 '복제' 테마다. 미래 사회를 배경으로, 의료 기술이 극도로 발달해 원하는 신체 부위를 단숨에 재생해 낸다거나, 신체를 통째로 복제해 내는 설정이 자주 나타난다. 이를테면 《블루프린트》, 《아일랜드》, 《6번째 날》 등이 대표적 예시다.

《아일랜드》에서는 부자들이 자신들의 복제인간을 비밀리에 만들어 장기를 이식받는다. 이 영화는 복제인간들이 지하 시설에서 "바깥세상은 오염되어 있다"라고 세뇌당하며, 언젠가 "복권"에 당첨돼 "더 좋은 곳(아일랜드)"으로 이주할 수 있다고 믿게 된다는 설정을 통해 인간 존재의 본질적 가치와 도구화의 문제를 선명하게 대조한다. 이러한 서사는 단순한 과학적 상상이 아니라, 우리가 생명과 기술의 경계에서 어떤 윤리적 선택을 해야 하는가에 관한 깊은 물음을 던진다.

《6번째 날》은 일상적으로 동물·인간 복제가 이루어지는 근미래를 그린다. 주인공이 어느 날 집에 돌아오니, "자신과 똑같이 생긴 복제인간"이 이미 가족과 지내고 있다는 충격적 상황을 통해 정체성의 본질과 독창성에 관한 철학적 질문을 제기한다. 줄기세포 자체가 전면에 드러나는 장면은 많지 않을지 몰라도, "핵심 근거 기술"로서 암시되거나 연구소 장면에서 잠깐 언급되며 과학적 개연성을 부여한다.

블록버스터 SF에서 흔히 "인공 장기"가 등장하는데, 그 이면에 줄기세포 배양 기술이 있다는 설정이 빈번하다. 예컨대 심장·간·신장 등 중요한 장기를 3D 프린팅 하거나 배양실에서 인큐베이션하여 이식하는 장면을 연출하며, 이것이 곧 인류가 질병에서 해방되는 길로 제시된다. 다만 극적 긴장감을 위해 "윤리적 문제"나 "부작용"이 일어나면서 갈등이 전개되는 경우가 많다. 이러한 형태의 서사 속에는 인간의 오만함에 대한 경고와 더불어, 테크놀로지가 불러일으킬 수 있는 심오한 존재론적 질문들이 내포되어 있다.

멜로·드라마 장르에서의 활용은 SF와 달리 더 직접적인 감성에 호소한다. 멜로 드라마나 휴먼 드라마 속에서 시한부 판정을 받은 주인공이 "줄기세포 치료"로 기적처럼 살아난다거나, 임상시험 도중 부작용을 견디며 삶을 이어간다는 식의 스토리가 자주 나온다. 《가을동화》나 《세상의 중심에서 사랑을 외치다》에서 백혈병 환자가 조혈모세포 이식을 통해 희망을 발견하는 서사가 대표적이다.

《가을동화》에서 송혜교가 연기한 은서 캐릭터는 백혈병에 걸려 목숨이 얼마 남지 않았다는 사실을 알게 된다. 한없이 아름다운 소녀의 이미지를 가진 은서가 점차 병세가 악화되어 가며 얼굴빛이 바래는 모습은, 시청자들의 안타까움을 극대화한다. 가족처럼 자라난 오빠 준서(송승헌)와의 금기된 사랑 구도도 서사의 긴장감을 높이는데, 병으로 인한 삶의 기한이 짧다는 설정이 두 주인공의 감정선을 더욱 극단으로 몰아간다.

일본 원작 소설과 드라마, 영화로도 제작된 《세상의 중심에서 사랑을 외치다》에서, 주인공 아키는 고등학생 시절부터 백혈병에 걸려 서서히 죽어가는 상황이다. 풋풋한 연애 감정과 사춘기 시기의 불안정함 위에 "죽음이 가까워진 소녀"라는 설정이 더해져, 극단적인 슬픔을 자아낸다. 병상에서 녹음된 테이프(혹은 방송실 스피커를 통한 고백) 등, 죽음 직전까지 사랑을 표현하려 애쓰는 장면은 시청자들의 눈물을 쏟게 만든다.

이러한 멜로드라마 장르는 실제 치료 과정보다는, 환자·가족의 심정, 극적 반전을 부각시킨다. 줄기세포라는 단어만 툭 던져

놓고, 구체적 의학 절차는 생략되는 식으로 전개되지만, 그럼에도 이 작품들은 대중에게 줄기세포와 조혈모세포 이식이 가진 생명 구원의 잠재력을 강렬하게 각인시키는 역할을 했다.

"복제", "재생 치료", "맞춤형 장기"로 이어지는 연결고리

복제인간과 정체성 문제

영화 속 대표적인 장면으로 《블루프린트》를 살펴보면, 천재 피아니스트가 자신의 재능을 이어갈 목적으로 복제인간(시리)을 만든다. 이 복제인간은 자신이 '원본'과 똑같이 생긴 존재임을 알고 정체성 혼란에 빠진다. 여기서 복제인간 시리는 "내가 무엇을 위해 태어났나?"라는 절규를 남기며, 자신의 존재 이유와 독립성에 대한 근본적 질문을 던진다.

이론적으로 체세포 핵치환SCNT이나 배아줄기세포 연구가 결합되면 '복제인간' 시도가 가능하다는 과학적 설정은 영화를 통해 인간 존엄성, 윤리적 공포를 부각한다. 이는 과학적 가능성이 열리면서 동시에 우리가 직면하게 될 철학적, 실존적 도전을 예견하는 서사다. 우리는 이런 영화를 통해 "복제된 사람도 온전한 인격체인가?", "인간의 고유성은 무엇으로 정의되는가?"와 같은 깊은 질문들과 마주하게 된다.

재생 치료의 환상 vs. 현실

어떤 영화에서는 줄기세포를 주사하면 곧바로 조직이 회복되고, 중상 환자도 일주일 만에 뛰어다니는 식의 연출이 나온다. SF적 상상이라고는 하나, 이러한 묘사는 대중에게 "줄기세포=치료가 안 되는 병이 없는 만능 약"이라는 환상을 심어줄 우려가 있다. 이러한 이미지는 줄기세포 치료에 대한 과도한 기대를 형성하며, 실제 임상 현실과 괴리를 만들어낸다.

실제 연구 현장에서의 목소리는 좀 더 신중하다. 골관절염, 심장질환, 당뇨성 족부궤양 등에서 줄기세포 임상 연구가 진척 중이지만, 여전히 안전성·효능 검증이 길고 복잡한 단계에 머물러 있다. 완전한 상용화까지는 상당 기간이 필요하다는 것이 전문가들의 의견이다. 시간적 압축과 즉각적 효과를 보여주는 영화적 상상력과 달리, 실제 의학은 점진적 발전과 세심한 검증이 요구되는 분야이다.

맞춤형 장기 이식의 가능성과 한계

영화에서는 "장기 배양 팩토리"에서 필요할 때마다 심장·간·폐를 뽑아 이식하거나, 복제인간에게서 장기를 뽑아낸다. 이것이 실제로 얼마나 가능한 시나리오일까? 현실의 과학에서는 줄기세포로 특정 세포(예: 심장근세포, 간세포 등)를 유도 분화하는 연구가 활발하다. 또한 3D 바이오프린팅 기술과 결합해 "오가노이드"(미니 장기)를 만드는 시도도 진행 중이다.

그러나 복잡한 혈관·신경 구조까지 완전 재현하기에는 아직 한계가 많다. 또한 면역 거부반응을 극복하는 것도 풀어야 할 과제다. 현재 과학이 보여주는 가능성은 영화적 상상력보다는 한정적이지만, 그럼에도 불구하고 줄기세포 연구는 장기 이식의 미래에 혁명적 변화를 가져올 잠재력을 품고 있다. 이는 단순한 기술적 도약이 아니라, 인간의 수명과 삶의 질에 관한 근본적 전환을 의미한다.

"줄기세포=만병통치"라는
환상과 실제 연구 현장 사이

대중에게 심어진 환상

영화나 드라마 속에서 줄기세포는 극적인 드라마를 만들어내기 좋은 소재다. 특히 시청자의 공감대를 얻기 위해 치명적 질환으로 고통받는 주인공이 등장하는데, 그가 '줄기세포 치료'를 시도하고 빠르게 회복해 '해피엔딩'을 맞이하는 식이다. 주인공이 말기 암이든, 척수 손상이든, 뇌 질환이든 상관없이 기적같이 깨어나는 장면은 감동을 준다. 문제는, 이 같은 연출이 반복되면서 "줄기세포는 무엇이든 치료 가능한 마법의 기술"이라는 인식을 심어줄 수 있다는 점이다.

예컨대, 골수 기능이 멈춘 환자가 줄기세포 덕분에 회복했다는 설정이나, 노화로 인해 신체가 망가진 인물이 젊음을 되찾는 장면 등이 대표적인 예다. 하지만 실제 연구에서는 상황이 훨씬 복잡하다. 한 가지 줄기세포 치료가 여러 질환에 일괄 적용되는 일은 거의 없다. 질환별로 적합한 세포 종류, 분화 유도, 투여 방식이 모두 다르며, 치료 효과가 입증된 병도 있지만 아직 '추가 연구 필요'인 병이 더 많다.

이러한 환상과 현실 사이의 괴리는 더 깊은 윤리적 질문을 낳는다. 줄기세포에 관한 대중의 과도한 기대가 비윤리적 시술이나 과장된 광고로 이어질 위험을 내포하기 때문이다. 우리는 희망과 기대를 품으면서도, 과학적 현실과 진행 중인 연구의 한계를 균형 있게 인식할 필요가 있다.

실제 연구 현장의 현실

줄기세포 치료를 실제 환자에게 적용하기 위해서는 전임상(동물실험), 임상 1상(안전성), 2상(유효성 검증), 3상(대규모 시험) 등의 단계를 거쳐야 한다. 이 과정이 수년, 길게는 10년 이상 걸릴 수 있다. 영화를 통해서는 잘 드러나지 않는 부분이다.

부작용과 한계도 존재한다. 줄기세포의 자기 재생 능력이 '종양화'를 일으킬 수 있다는 문제, 배아줄기세포의 경우 윤리적·법적 제약, 성체줄기세포의 경우 분화 한계 등이 있다. 또한 실제 임상 현장에서는 "환자의 병증 수준, 동반 질환, 면역 상태" 등 변수가 무척 많아, 단순히 "줄기세포 주사"만으로 상황이 호전되기 어려운 경우도 흔하다.

실제 임상시험 데이터에 따르면, 어떤 형태의 줄기세포 치료도 100% 성공률을 보장하지 않는다. 환자마다 반응이 다르고, 장기적인 효과에 대한 데이터는 아직 충분히 축적되지 않은 경우가 많다. 또한 임상시험 과정에서는 엄격한 환자 선정 기준, 표준화된 프로토콜, 광범위한 모니터링이 요구되며, 이는 영화에서 보여주는 즉각적이고 극적인 치료와는 상당한 차이가 있다.

그렇다고 모든 게 환상이라는 뜻은 아니다. 조혈모세포 이식(백혈병 치료)처럼 이미 자리 잡은 분야도 있고, 심근경색 후 손상된 심장을 줄기세포로 보완하는 시도가 "부분적 성과"를 내기도 한다. 관절염, 화상 치료 등 일부 분야에서 상용화된 줄기세포치료제도 있다. 즉, SF적 환상과 달리 "분야별로 천천히 발전 중"이라는 게 현실에 가깝다. 이러한 현실을 인정하면서도, 우리는 줄기세포가 가진 변혁적 잠재력을 과소평가해서는 안 될 것이다.

줄기세포의 기본 개념

배아줄기세포(ESC)의 특성과 윤리적 쟁점

정의와 특징

배아줄기세포Embryonic Stem Cell는 수정란이 분열하여 배반포blastocyst를 형성할 때, 그 내부세포덩이inner cell mass에서 유래하는 줄기세포다. 이 세포들은 특별한 능력을 가지고 있는데, 바로 만능성pluripotency이다. 이는 인체의 거의 모든 조직·장기로 분화할 수 있는 잠재력을 의미한다. 또한 무한 증식 능력을 가지고 있어, 시험관에서 적절한 배양 조건을 갖추면 무한정 분열·증식이 가능하다.

이러한 특성은 의학적으로 엄청난 가능성을 제시한다. 심장세포, 신경세포, 간세포 등 인체의 거의 모든 세포 유형으로 분화시킬 수 있다는 것은, 손상된 조직이나 장기를 대체할 수 있는 무한한 자원을 확보할 수 있다는 의미다. 이론적으로는 신경퇴행성 질환, 심장질환, 당뇨병, 척수손상 등 다양한 질환에 적용 가능한 세포 기반 치료법의 기초가 될 수 있다.

영화 속 배아줄기세포 묘사와 그 의미

일부 SF 작품에서는 "배양통" 안에 자라는 수정란이나 인공 자궁 장면을 보여주며, 배아줄기세포를 체세포와 혼합해 특수 실험을 한다거나, 유전자 편집과 결합해 슈퍼 인간을 만든다는 설정이 나온다. 이러한 묘사는 과학적 사실을 기반으로 하면서도, 인간의 본질과 기술의 경계에 관한 철학적 질문을 제기한다.

현실적으로는 윤리적·법적 규제가 꽤 엄격하여, 실제로 인간 배아줄기세포를 이용해 복제인간을 만든 사례는 없다. 그러나 이러한 영화적 상상은 기술의 발전이 가져올 수 있는 윤리적 딜레마를 선제적으로 고민하게 만든다는 점에서 중요한 사회적 기능을 수행한다.

윤리적 논쟁의 핵심

배아줄기세포 연구를 둘러싼 윤리적 논쟁은 근본적으로 "생명의 시작 시점"에 관한 질문에서 출발한다. 배아가 '인간 생명'으로 간주될 수 있는가? 이에 대한 사회·문화·종교적 입장 차이로 인해 각국의 법이 다르다. 배아줄기세포 연구를 위해서는 일반적으로 초기 배아를 파괴해야 하는데, 이 과정이 윤리적으로 정당화될 수 있는지에 대한 논쟁이 계속되고 있다.

"연구용 배아 사용"에 관한 쟁점은 착상 전 단계 배아를 연구 목적으로 이용하는 것은 어디까지 허용해야 하는지, '생명 경시'라는 비판과 '난치병 치료를 위한 연구'라는 필요성이 충돌한다. 이 논쟁은 단순한 기술적 문제를 넘어, 인간 생명의 존엄성, 과학적 발전과 윤리적 한계, 그리고 사회적 합의의 필요성을 동시에 고려해야 하는 복합적인 과제다.

임상적 적용 가능성과 현재 한계

배아줄기세포의 잠재력은 매우 크다. 다양한 조직으로 분화 가능하다는 점은 이론적으로는 어떤 장기라도 재생할 수 있는 토대가 된다. 그러나 실제 임상 적용에는 여러 장벽이 존재한다.

가장 큰 위험 중 하나는 종양화 위험이다. 미분화 세포가 체내에서 통제되지 않고 증식하면 테라토마(기형종) 등 종양 발생 위험이 있다. 또한 면역 거부 문제도 중요한 도전 과제다. 환자 고유의 세포가 아니면 면역 문제가 발생한다. 이 때문에 "치료용 복제(체세포 핵치환)"와 접목하려는 연구가 있었으나, 윤리 이슈로 크게 진척되지 못했다.

이러한 한계에도 불구하고, 배아줄기세포 연구는 줄기세포 생물학의 근본적 이해와 재생의학의 발전에 중요한 기여를 하고 있다. 현재는 직접적인 임상 적용보다는 질병 모델링, 신약 개발을 위한 스크리닝 플랫폼, 그리고 세포 분화 메커니즘 연구 등에 더 널리 활용되고 있다.

성체줄기세포Adult Stem Cell의 특성과 임상 활용

성체줄기세포란 무엇인가?

성체줄기세포ASC는 이미 분화가 어느 정도 진행된 성인의 특정 조직(골수, 지방, 제대혈 등)에서 추출할 수 있는 줄기세포다. 배아줄기세포가 지닌 윤리적 논쟁을 우회하면서도 치료적 가능성을 모색할 수 있는 대안으로서 임상 응용 가능성이 활발히 연구되고 있다.

성체줄기세포의 가장 주목할 만한 특징은 그 존재론적 위치에 있다. 이는 인체의 발달 과정에서 이미 특정 방향으로 분화가 결정된 조직 내에 남아있는 재생 능력의 원천이자, 조직 항상성 유지를 위한 내재적 메커니즘의 핵심 요소다. 그러나 배아줄기세포와 달리 성체줄기세포는 한정된 분화 범위를 지니는데, 해당 조직 범위 내에서는 재생 기능이 우수하지만, 모든 조직으로의 분화 가능성은 제한적이다.

예를 들어, 골수 유래 조혈모세포는 혈액세포로, 지방유래 줄기세포는 지방·연골·뼈 등으로 어느 정도 분화 가능하다. 이러한 한계는 기술적 도전인 동시에, 이 세포들이 지닌 생물학적 운명과 발생학적 경로에 대한 철학적 질문을 내포한다. 세포는 과연 자신의 '운명'을 완전히 벗어날 수 있는가? 인간의 개입으로 세포 발달의 자연적 경로를 재프로그래밍하는 것은 어디까지 가능한가?

대표적 예: 조혈모세포Hematopoietic Stem Cell의 혁명적 가능성

조혈모세포는 성체줄기세포 중에서도 가장 오랜 역사와 성공적인 임상 적용 사례를 보유한 세포군이다. 이 세포는 혈액세포(적혈구, 백혈구, 혈소판)로 분화하는 능력을 지닌다. 백혈병 등 혈액질환 환자에게는 필수적 치료 수단이 될 수 있으며, 생명과 죽음의 경계에 선 환자들에게 새로운 가능성을 제시한다.

조혈모세포 이식은 단순한 의학적 시술을 넘어 존재의 근본적 갱신을 의미한다. 환자의 병든 혈액 체계가 완전히 제거되고, 새로운 혈액 생성 시스템이 자리 잡는 과정은 철학적으로도 깊은 함의를 지닌다. 이는 '자아'와 '타자'의 경계가 모호해지는 지점이며, 한 생명이 다른 생명을 통해 재생되는 생물학적 연속성의 경이로운 증거다.

제대혈 또한 중요한 조혈모세포 원천으로, 신생아 출생 시 탯줄에서 채취한 혈액(제대혈) 안에도 유용한 성체줄기세포가 다량 존재한다. 이를 보관·이식하면 조혈모세포 이식의 대안이 될 수 있다. 특히 제대혈은 면역 관용이 비교적 좋아, 공여자-수혜자 간 HLA가 100% 일치하지 않아도 이식이 성공할 수 있다는 장점이 있다.

이러한 제대혈의 생명 보존적 특성은 존재론적으로도 독특한 위치를 차지한다. 출생이라는 경계적 순간에 채취되는 이 세포들은 한 생명의 시작과 동시에, 다른 생명을 구원할 수 있는 잠재력을 품고 있다. 이는 생명의 순환성과 상호 의존성을 상징적으로 보여주는 현상이다.

지방줄기세포와 재생 치료의 새로운 지평

지방조직에서 추출된 줄기세포는 관절염, 화상, 미용 분야에서 활용도가 높아지고 있다. 지방 조직에서 줄기세포를 추출하기가 비교적 용이하다는 장점이 있으나, 분화 범위가 제한적이고 증식 효율이 상대적으로 낮을 수 있다는 한계도 존재한다.

지방줄기세포의 활용은 의학적 치료와 미적 향상의 경계를 흐리게 만든다. 일부 미용 클리닉에서 '지방줄기세포 주사'를 이용한 동안(童顔) 시술을 홍보하기도 하는데, 과학적 검증이 충분치 않은 곳도 있으므로 주의가 필요하다. 이러한 현상은 줄기세포 기술이 지닌 양가적 특성을 드러낸다. 생명을 구하는 기술이면서 동시에 상업화와 윤리적 경계선의 모호함을 초래하는 기술인 것이다.

과학과 미용, 치료와 증강, 필요와 욕망 사이의 경계에서 줄기세포는 현대 사회의 복잡한 가치 체계를 반영하는 거울이 된다. 우리는 이 기술이 지닌 다중적 의미를 인식하고, 그것이 사회에 통합되는 과정에서 나타나는 철학적, 윤리적 질문들을 심도 있게 고려해야 한다.

장점과 한계: 성체줄기세포의 이중적 특성

성체줄기세포의 장점은 무엇보다 윤리적 문제가 적다는 점이다. 본인 세포를 사용할 경우 면역거부반응도 최소화되며, 배아 파괴를 수반하지 않기에 상대적으로 사회적 논란이 적다. 또한 연구의 역사가 비교적 길어 안정성에 대한 데이터가 풍부하고, 임상 적용 사례도 다양하다.

그러나 성체줄기세포의 한계 또한 명확하다. 분화 범위가 제한적이어서 "전신적 재생"보다는 "특정 조직/장기 재생"에 유용하다. 대량 증식이 어려워 임상 적용 범위에 한계가 있을 수 있으며, 나이가 많아질수록 세포의 질과 재생 능력이 감소한다는 점도 고려해야 한다.

이러한 장점과 한계는 단순한 기술적 특성을 넘어, 생명의 본질적 특성과 한계에 대한 깊은 통찰을 제공한다. 인간의 생물학적 시스템은 놀라운 재생 능력과 동시에 명확한 제약을 지니며, 줄기세포 연구는 이러한 이중성을 탐구하는 과학적 여정이자 철학적 성찰이다.

유도만능줄기세포 iPSC의 혁명적 가능성

탄생 배경과 패러다임 전환

유도만능줄기세포 iPSC 기술은 2006~2007년경 일본의 야마나카 신야 山中伸彌 교수팀이 처음 발표하며 세계적 주목을 받았다. 이 혁신적 접근법은 성체의 체세포(예: 피부 세포)에 특정 유전자(Oct4, Sox2 등)를 삽입해 '배아줄기세포'처럼 만능 분화능을 지니도록 되돌리는 reverse programming 방식이다.

이 발견은 생명과학의 패러다임을 근본적으로 변화시켰다. 세포 발달이 일방향적이라는 전통적 관점을 뒤엎고, 이미 특정 기능으로 분화된 세포가 다시 초기 상태로 '회귀'할 수 있다는 가능성을 제시했기 때문이다. 이는 단순한 기술적 혁신을 넘어, 생명의 가소성plasticity과 유연성에 대한 우리의 이해를 확장시킨 철학적 전환점이었다.

유도만능줄기세포iPSC의 출현은 '생물학적 운명'이란 무엇인가에 관한 근본적 질문을 던진다. 세포가 자신의 '정체성'을 완전히 재구성할 수 있다는 사실은, 생명의 본질과 발달 과정에 대한 우리의 인식을 어떻게 변화시켜야 할까? 이는 생물학적 결정론에 대한 도전이자, 생명 시스템의 예상 밖 유연성을 보여주는 증거다.

특징과 가능성: 새로운 지평을 열다

유도만능줄기세포iPSC는 배아줄기세포에 준하는 만능성을 지니면서도, 환자 자신의 세포로 만들기 때문에 면역 거부 문제가 줄어든다는 장점이 있다. 또한 윤리적 이점도 크다. 배아를 파괴하지 않고도 '배아 상태'와 유사한 만능 세포를 얻을 수 있어, 배아줄기세포를 둘러싼 윤리 논란을 회피할 수 있다.

이러한 특성은 미래 의학에 혁명적 변화를 불러올 잠재력을 내포한다. 환자 맞춤형 세포 치료, 질병 모델링, 신약 스크리닝, 그리고 장기 재생에 이르기까지 다양한 응용 분야가 열리고 있다. 특히 환자 본인의 세포에서 유도만능줄기세포iPSC를 만들고, 이를 질병 치료에 필요한 세포로 분화시켜 다시 이식하는 '자가 치료autologous therapy' 모델은 미래 맞춤의학의 핵심 축이 될 가능성이 크다.

유도만능줄기세포iPSC가 제시하는 가능성은 의학을 넘어 인간 조건에 대한 더 깊은 성찰로 이어진다. 우리는 자신의 세포로 새로운 치료 가능성을 창출할 수 있는 시대에 진입하고 있으며, 이는 인간 신체의 자율성과 재생 능력에 대한 근본적 재고를 요구한다. 자기 수복self-repair의 가능성은 건강과 질병, 노화와 재생에 관한 우리의 이해를 어떻게 변화시키게 될까?

남은 과제와 존재론적 질문들

유도만능줄기세포iPSC 기술이 지닌 잠재력에도 불구하고, 여전히 해결해야 할 과제가 남아있다. 발암 위험은 가장 중요한 안전성 문제 중 하나다. 특정 유전자를 과발현시키는 과정에서 변이 유발 가능성과 종양화 위험이 존재한다. 이러한 위험을 최소화하기 위한 방법론적 개선이 지속적으로 연구되고 있다.

또한 대량 생산 기술 확립도 중요한 과제다. 유도만능줄기세포 iPSC를 안전·효율적으로 대량 생산해 임상에 쓰려면, 세포 품질 유지·표준화가 필수적이다. 이는 단순한 기술적 문제를 넘어, 생명 프로세스의 통제와 관리에 관한 철학적 질문을 내포한다. 우리는 생명의 근본 프로세스를 얼마나 정확히 재현하고 제어할 수 있을까?

임상시험 초기 단계라는 점도 염두에 두어야 한다. 망막질환(황반변성), 척수손상, 파킨슨병 등에 대한 초기 임상시험이 진행 중이지만, 상업적 치료로 완전히 자리 잡기까진 시간이 더 필요하다. 생명공학의 역사는 우리에게 신중함과 겸손함을 요구하며, 과학적 가능성과 그것이 실제 임상 현실로 전환되는 과정 사이에는 여전히 깊은 틈이 존재함을 상기시킨다.

유도만능줄기세포 iPSC가 제시하는 패러다임의 전환은 우리에게 세포 운명과 인간 정체성에 관한 근본적 질문을 제기한다. 세포가 자신의 운명을 '재설정'할 수 있다면, 이는 인간의 생물학적·존재론적 가능성에 대해 무엇을 시사하는가? 치료를 넘어, 우리는 줄기세포 기술을 통해 인간 존재의 가변성과 근본적 개방성을 새롭게 이해하게 되는지도 모른다.

생체 재생 능력과 분화능, 임상 적용 사례

생체 재생 능력의 본질과 철학적 함의

줄기세포의 본질은 "스스로 증식"하고 "특정 조직 세포로 분화"하는 능력에 있다. 예컨대 피부 상처가 났을 때, 주변 줄기세포가 새로운 세포를 공급해 상처가 아물도록 한다. 이처럼 인체 곳곳에 숨어 있는 성체줄기세포는 평소엔 잠들어 있다가 손상이나 필요에 따라 활성화된다.

이러한 자기 갱신과 분화 능력은 생명 시스템의 놀라운 자기 조직화 능력을 보여준다. 신체가 스스로를 치유하고 재생하는 과정은 생명의 복잡성과 회복력에 대한 깊은 통찰을 제공한다. 우리의 몸은 단순한 기계가 아니라, 끊임없이 자신을 재구성하고 유지하는 역동적 시스템인 것이다.

더 나아가, 줄기세포의 재생 능력은 '개체성'과 '지속성'에 관한 철학적 질문을 제기한다. 우리 몸의 세포가 끊임없이 교체됨에도 불구하고, 우리는 어떻게 같은 '나'로 남아있을 수 있는가? 신체적 연속성과 정체성의 관계는 무엇인가? 줄기세포는 이러한 존재론적 물음에 새로운 관점을 제시한다.

주요 분화능 유형과 그 존재론적 위계

줄기세포의 분화 능력은 그 범위와 잠재성에 따라 다양한 단계로 구분된다:

1. **전능성**Totipotency:수정란이나 초초기 배아(4~8세포기) 정도에 해당하며, 인간 전체 개체 및 태반 등 모든 조직을 형성할 수 있는 능력이다. 이는 가장 근본적인 '생명의 잠재성'을 내포하며, 인간에게선 연구 윤리상 거의 다루지 않는다.

2. **만능성**Pluripotency:배아줄기세포·유도만능줄기세포iPSC 등이 대표적이며, 인체 내 거의 모든 조직으로 분화 가능하지만, 태반 등은 제외된다. 이 단계의 세포는 거의 제한 없는 발달 가능성을 가지고 있으면서도, 전능성과 달리 온전한 생명체를

직접 형성할 수는 없다.

3. **다능성**Multipotency:성체줄기세포처럼 한정된 조직 범위 안에서 여러 세포로 분화할 수 있는 능력이다. 예를 들어 조혈모세포는 혈액계 세포로만, 중간엽 줄기세포는 골격계·지방·연골 등으로만 분화할 수 있다.

이러한 분화능의 위계는 단순한 기술적 분류를 넘어, 생명의 발달과 분화 과정에 내재된 질서와 방향성을 보여준다. 세포가 점차 특수화되면서 그 잠재적 발달 경로가 제한되는 과정은, 생명의 형성이 무작위가 아닌 정교한 체계 속에서 이루어짐을 시사한다.

임상 적용 사례와 그 실존적 의미

줄기세포의 임상 적용은 다양한 영역에서 이루어지고 있으며, 각각의 사례는 단순한 의학적 성과를 넘어 환자의 삶과 존재 방식에 깊은 영향을 미친다.

1. **백혈병, 림프종 등 혈액암**:조혈모세포 이식은 가장 성공적인 줄기세포 치료 사례 중 하나다. 골수 기증이나 제대혈 이식으로 환자의 혈액세포 체계를 재생하는 이 치료법은 수많은 생명을 구해왔다. 한 인간의 세포가 다른 인간의 생명을 유지하

게 되는 이 과정은 생물학적 연대와 상호 의존성의 깊은 예시다.

2. **화상, 피부 재생**:자가 피부 세포를 배양·이식하여 대규모 화상 부위를 복구하거나, 지방줄기세포를 이용한 피부 재생 연구가 활발하다. 외부와 내부를 구분하는 경계로서의 피부가 재생된다는 것은, 자아와 세계 사이의 관계 회복을 상징하기도 한다.

3. **심근경색 후 심장 재생**:줄기세포를 손상 부위에 주입해 심근세포로 분화 유도하거나, 혈관 내피세포 생성을 촉진하는 연구가 진행 중이다. 심장은 생명 유지의 중심 장기이자 감정의 상징적 거처로, 그 재생은 생물학적·상징적 차원 모두에서 중요한 의미를 지닌다.

4. **관절연골 재생**:무릎 연골 손상 환자에게 성체줄기세포를 주입해 연골세포로의 분화·재생을 촉진하는 치료가 일부 상용화되었다. 움직임의 자유를 회복한다는 것은 단순한 신체 기능을 넘어, 세계 내 존재로서의 활동성과 가능성의 확장을 의미한다.

5. **안과(황반변성, 각막 손상)**:유도만능줄기세포$_{iPSC}$를 활용한 망막세포 이식 임상시험이 진행 중이며, 각막 세포 손상 환자

에게 줄기세포 배양 각막편을 이식하는 시도도 이루어지고 있다. 시력의 회복은 세계를 지각하고 소통하는 기본적 방식의 회복으로, 존재의 근본적 확장을 의미한다.

이러한 임상 적용 사례들은 각각의 고유한 생물학적·실존적 차원을 지니고 있다. 줄기세포 치료는 단순히 세포나 조직을 대체하는 것이 아니라, 환자의 삶의 질과 존재 방식을 근본적으로 변화시키는 가능성을 내포한다. 이것이 바로 줄기세포 연구가 단순한 의학적 혁신을 넘어, 인간 조건에 대한 깊은 통찰을 제공하는 이유이다.

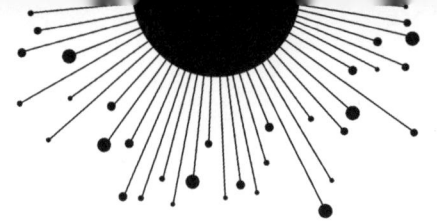

맺음말

본 장은 "영화 속 줄기세포 클리셰"가 어떤 식으로 형성되었고, 실제 줄기세포 연구의 기초 지식은 무엇인지를 개괄해 보았다. SF 장르에서는 복제·인공 장기·초월적 재생 치료를 소재로 삼으며, 멜로나 휴먼드라마에서는 난치병 환자의 희망 혹은 비극을 극대화하는 도구로 종종 등장한다. 이런 작품들은 대중에게 줄기세포에 대한 흥미를 불러일으키지만, 동시에 **"줄기세포=만병통치"** 혹은 **"단숨에 복제인간"** 같은 과장된 이미지를 심어줄 위험도 있다.

한편, 과학기술의 발전 속도는 상상을 뛰어넘는 부분이 있는 것도 사실이다. 이론적으로 불가능해 보였던 유도만능줄기세 iPSC 기술이 실제로 구현되었고, 배아줄기세포를 이용한 임상 적용이 늘어나고 있다. 그러나 영화 속 속도감에 비하면, 실제 현장에서는 여전히 부작용, 면역 거부, 윤리적 규제 등 수많은 난관과 대면하며 한 걸음씩 전진하는 형국이다.

독자가 이 장을 통해 얻을 수 있는 핵심 메시지는 다음과 같다.

1. **영화적 표현**은 종종 SF적 상상력과 극적인 효과를 위해 줄기세포 기술을 과장되거나 축약된 형태로 다룬다.

2. **현실의 줄기세포 연구**는 다양한 분야(배아, 성체, 유도만능줄기세포$_{iPSC}$)에서 진행되고 있으며, 일부 분야는 이미 임상에 적용되고 있으나 아직은 제한적이다.

3. **만병통치라는 환상**과 **기술 혐오** 사이에서 균형 잡힌 시각을 갖는 것이 중요하다.

4. 앞서 언급한 "영화 속 클리셰"들은 실제 과학이 어디까지 왔는지를 점검하고, 미래를 상상하는 좋은 실마리를 제공해 준다.

이제 다음 장에서는, 줄기세포가 구체적으로 어떠한 질환이나 상황에서 '희망'을 열어가고 있는지, 그리고 실제 임상 사례는 어떤지 살펴보게 될 것이다. 영화적 스토리와 달리, 현실 세계에서 줄기세포 치료가 만들어내는 삶의 변화와 윤리·법적 제도는 더욱 복잡하고 미묘하다. 그러므로 독자께서는 이 입체적 관점을 유지한 채, 계속해서 줄기세포 이야기의 뒷면을 탐색해 보기를 권한다.

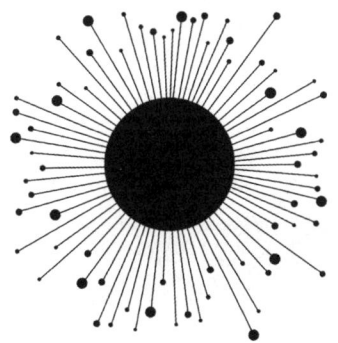

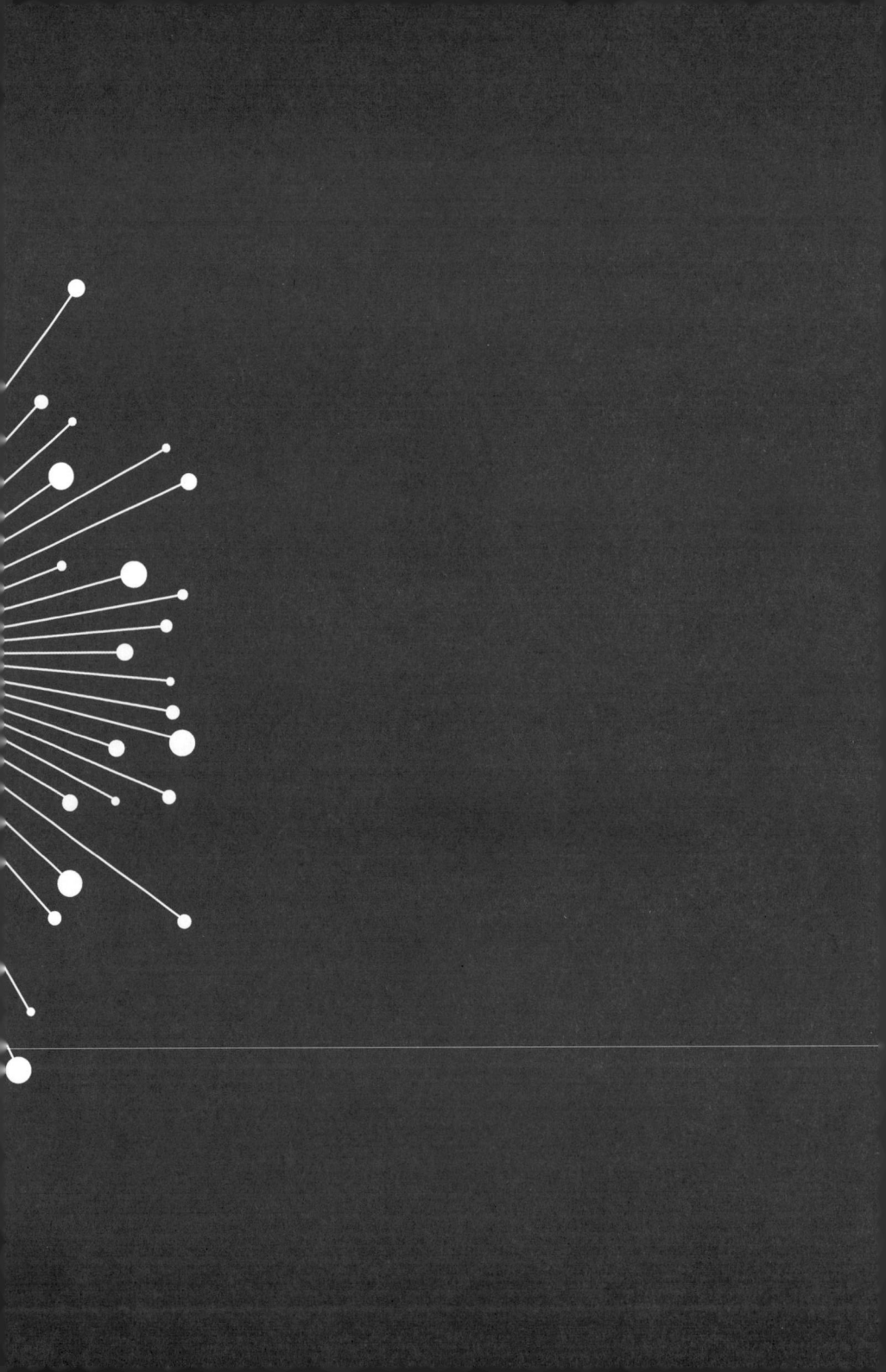

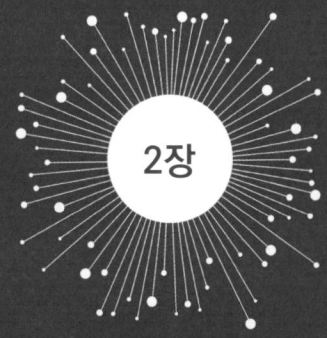

2장

백혈병 치료, 생사를 건 사랑

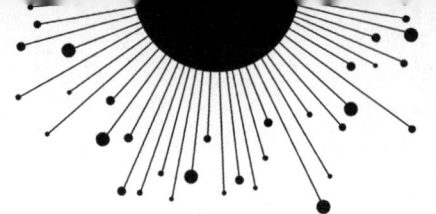

들어가며

영화 속에서 등장하는 질병 이야기는 흔히 극적인 감정을 자극한다. 특히 시한부 삶을 예고하는 난치성 질환은 사랑하는 연인이나 가족 간의 결속을 더욱 강렬하게 느끼게 하고, 마지막 순간의 선택이나 희망을 크게 부각한다. 백혈병은 이 같은 서사 구조에서 자주 활용되는 대표적 질환 중 하나이다. 과거에는 '불치'의 상징처럼 여겨졌지만, 골수이식(조혈모세포 이식) 등의 발전으로 인해 '극적인 완치'를 맞이하는 사례도 적지 않게 등장했다.

이 장에서는 《가을동화》와 《세상의 중심에서 사랑을 외치다》 같은 멜로 드라마·영화를 사례로 삼아, 백혈병이라는 무거운 병이 "사랑"과 "죽음"을 어떤 방식으로 결합하는지 살펴본다. 그리고 그 중심에 놓인 조혈모세포 이식(골수이식)의 의학적 원리, 임상적 성과, 그리고 실제 현실과 한계를 종합적으로 탐구하려고 한다.

말기 판정으로 더 극적으로 연출되는 생의 마지막

백혈병은 체내 '혈액'을 만드는 과정 자체에 문제가 생기는 질환으로, "몸을 유지하는 가장 기본적인 생명 수단"이 무너진다는 점에서 시청자들이 강렬한 절망감을 느끼게 한다. 이에 따라 영화나 드라마에서 백혈병이 나오면, 주인공이 지니는 '생의 기한'이 짧아질 것을 암시하여 극적인 긴장도를 높인다.

이러한 서사적 장치는 단순한 플롯 요소를 넘어, 인간 실존의 본질적 취약성과 유한성을 상기시킨다. 신체의 어느 특정 장기가 아니라, 전신 혈액에 문제가 생기기에 "시간이 지날수록 몸이 망가져 가는" 이미지를 시각화하기 쉬운 것이다. 이러한 점진적 쇠

락은 삶의 취약함과 시간의 불가역성에 대한 깊은 성찰을 유도한다.

멜로 장르에서 백혈병은 주인공들의 사랑이 더욱 애달프게 보이도록 만든다. "시간이 얼마 남지 않았다"는 경고가 사랑의 소중함을 배가시키고, 결국 시청자들은 "한순간도 놓치지 않고 서로를 안아야 하는 운명적 커플"에 감정이입하게 된다. 이는 하이데거가 말한 '죽음을 향한 존재Being-toward-death'의 개념을 상기시키는데, 유한성의 인식이 오히려 현존재의 진정성과 의미를 강화한다는 철학적 통찰과 맞닿아 있다.

《가을동화》에서 은서의 고통과 희생은 이러한 서사적 장치의 대표적 예시다. 한없이 아름다운 소녀의 이미지를 가진 은서가 점차 병세가 악화되어 가며 얼굴빛이 바래는 모습은, 시청자들의 안타까움을 극대화한다. 가족처럼 자라난 오빠 준서와의 금기된 사랑 구도도 서사의 긴장감을 높이는데, 병으로 인한 삶의 기한이 짧다는 설정이 두 주인공의 감정선을 더욱 극단으로 몰아간다.

《세상의 중심에서 사랑을 외치다》에서도 유사한 패턴이 드러난다. 아키의 시한부 선고는 일상적 사랑의 이야기를 극적인 생과 죽음의 문제로 확장시킨다. 풋풋한 연애 감정과 사춘기 시기의 불안정함 위에 "죽음이 가까워진 소녀"라는 설정이 더해져, 극단적인 슬픔을 자아낸다. 병상에서 녹음된 테이프나 방송실 스피커를 통한 고백 등, 죽음 직전까지 사랑을 표현하려 애쓰는 장면은 시청자들의 깊은 공감을 불러일으킨다.

이처럼 백혈병은 영화적으로 "생과 죽음의 경계"를 선명하게 드러내기에 적합한 소재다. 혈액암이라는 특성상, 대중이 막연히 "죽는다"라고 받아들이기 쉽고, 또한 골수이식 등 극적인 치료법이 존재하기 때문에 이야기에 반전의 가능성까지 심어줄 수 있다. 말기 판정에서 기적적으로 살아나거나, 혹은 끝내 죽음으로 이어지는 두 갈래 결말이 모두 연출 가능하기 때문에 서사적 긴장감을 극대화할 수 있는 것이다.

조혈모세포 이식(골수이식)과 기적의 완치 스토리

조혈모세포 이식(골수이식)과 기적의 완치 스토리
: 생명의 재탄생

멜로나 휴먼드라마에서 백혈병을 다룰 때, "유일한 치료법"으로 골수이식이 언급된다. 줄기세포 관련 개념이 대중화되기 전에는 이 과정을 '골수이식'이라는 용어로만 표현했지만, 실은 조혈모세포Hematopoietic Stem Cell를 환자에게 이식하여 새로운 혈액 체계를 만들어내는 시술이다. 드라마 속 대본에는 종종 "형제자매 중 골수가 일치해야만 살 수 있다"라는 식으로 간략히 설명하고, 이를 둘러싼 갈등(형제자매가 따로 있다거나, 혹은 사고로 사망했다거나)을 통해 극적인 전개를 만들기도 한다.

이러한 서사적 장치는 단순한 의학적 절차를 넘어 깊은 철학적 함의를 담고 있다. 한 인간의 생명 요소가 다른 인간에게 전이되어 새로운 생명을 부여한다는 것은 인간 존재의 상호 의존성과 연결성에 대한 근본적 은유가 된다. 한 생명의 핵심 요소—혈액을 생성하는 근원적 세포—가 다른 생명에게 전달됨으로써, 두 존재 간의 경계가 흐려지고 생명의 순환적 특성이 드러나는 것이다.

　조혈모세포는 "혈액세포의 어머니"라 불리는 줄기세포로, 주로 골수나 말초혈액, 제대혈에서 추출 가능하다. 백혈병 환자에게서는 악성 세포가 골수와 혈류에 퍼져 있으므로, 항암치료나 방사선으로 기존 병든 세포를 제거한 뒤 새로운 건강한 조혈모세포를 이식받아 혈액을 재생시키는 원리다. 이는 생물학적으로 보면 한 인간의 '핵심 생명 코드'를 완전히 지우고 다시 쓰는 과정이며, 존재론적으로는 자아의 생물학적 재정의라는 깊은 의미를 내포한다.

　흔히 '인체 백혈구 항원HLA 일치'가 이식 성공의 핵심 요소로 언급된다. 영화에선 "가족 중 한 명이 유일하게 일치한다"거나 "극적으로 찾은 기증자"로 긴장감을 조성한다. 현실에선 인체 백혈구 항원HLA가 잘 맞는 타인 기증자, 공여자 등록을 통해 찾기도 하고, 제대혈 은행을 활용하기도 한다. 이 과정에서 일치 여부를 결정하는 유전적 코드는 인간의 생물학적 정체성을 구성하는 핵심 요소로, 서로 다른 인간 존재 간의 근본적 공통성과 차이를 동시에 상징한다.

실제 의학적 과정은 무척 복잡하다. 수일간 고강도 항암제를 투여해 잔존 암세포와 정상 골수를 제거한 뒤, 공여받은 조혈모세포를 정맥주사로 투여한다. 이후 2~3주간 새로운 세포가 자리 잡아 '생착'되면 백혈구·적혈구·혈소판이 재생성되고, 완치 가능성을 기대할 수 있다. 이 과정은 환자가 일시적으로 "무無의 상태"—거의 모든 혈액세포가 사라진 상태—를 경험한 후 새로운 생명으로 재탄생하는 과정으로, 죽음과 재생의 심오한 존재론적 경험을 담고 있다.

이러한 조혈모세포 이식의 기적적 측면은 "감동의 극대화" 요소로 작용한다. 말기 판정이었으나 조혈모세포 이식이 성공해 주인공이 살아난다면, 그것은 곧 "사랑이 운명을 이겼다"는 식의 메시지를 전달한다. 형제자매 혹은 연인이 골수를 제공하며, 이 과정을 사랑의 헌신으로 묘사하는 서사는 생물학적 생존과 정서적 유대의 불가분성을 강조한다.

현실에서도 조혈모세포 이식의 완치율은 꾸준히 상승하는 추세다. 급성 골수성 백혈병AML, 급성 림프구성 백혈병ALL 등 환자군에서 인체 백혈구 항원HLA가 잘 맞는 조혈모세포 이식을 받으면 5년, 10년 생존율이 과거보다 획기적으로 향상되었다. 하지만 영화적 서사와 달리 "반드시 기적적 완치"는 아니며, 재발·합병증 위험이 상존한다는 점에서 의학적 현실과 영화적 상상력 사이에는 여전히 간극이 존재한다.

조혈 모세포 이식의 원리: 생명의 근원적 재구성

줄기세포 이식 과정, 제대혈 활용, 타가 vs. 자가 이식

조혈 모세포 이식은 단순한 세포 주입을 넘어 환자의 전체 혈액 시스템을 재구성하는 복합적 과정이다. 이 과정은 네 가지 핵심 단계로 이루어진다.

첫째, 공여자 선정 단계에서는 환자와 HLA가 일치하거나, 최소한 '부분 일치'라도 이식 가능한 공여자를 찾는다. 가족 내 형제자매가 맞을 확률이 약 25~30% 정도이며, 없으면 비혈연 기증자나 제대혈 은행을 통해 찾는다. 이 과정은 단순한 의학적 매칭을 넘어 생물학적 호환성과 인간 정체성 사이의 미묘한 관계를 시사한다. 우리가 가족과 유전적으로 연결되어 있다는 사실이 생존의 핵심 요소가 될 수 있다는 점은, 인간의 상호 의존성에 대한 깊은 존재론적 통찰을 제공한다.

둘째, 전처치Conditioning 단계에서는 고용량 항암치료 또는 방사선 치료로, 환자의 골수를 거의 완전히 파괴한다. 이는 백혈병 세포뿐 아니라 정상 조혈모세포도 제거하는 과정으로, 환자는 일시적으로 면역체계가 거의 소멸된 극도로 취약한 상태가 된다. 이 단계는 니체가 말한 "파괴를 통한 창조"의 개념을 생물학적으로 구현하는 과정으로, 근본적 재생을 위해 기존 체계의 완전한 소멸이 필요하다는 역설적 진리를 담고 있다.

셋째, 이식Infusion 단계에서는 공여자로부터 채취한 조혈모세포를 환자 정맥에 주입한다. 이 과정은 수혈처럼 상대적으로 간단해 보이지만, 실제로는 한 생명의 핵심 요소가 다른 생명에게 전이되는 근본적 변환의 순간이다. 세포들은 혈류를 따라 골수에 도달해 새로운 "집"을 찾아 정착하는 여정을 시작한다. 이는 마치 새로운 생명의 씨앗이 황폐해진 땅에 뿌려지는 순간과도 같다.

넷째, 생착Engraftment과 회복 단계에서는 새 줄기세포가 골수에 자리 잡아 증식하기까지 수 주가 걸린다. 이 기간에 심각한 감염, 출혈, 합병증 가능성이 높아 집중 관리가 필요하다. 백혈구·적혈구·혈소판 등이 정상 범위로 돌아오면 이식이 '성공적으로 안착'된 것으로 본다. 이 단계는 생물학적 재생의 신비를 목격하는 과정으로, 새로운 세포들이 점차 환자의 몸 안에서 자리 잡고 생명 활동을 재개함으로써 죽음의 경계에서 생명으로의 복귀가 이루어지는 것이다.

제대혈은 중요한 대안적 조혈 모세포 원천이다. 신생아 출생 시 탯줄과 태반에 남아있는 혈액으로, 조혈모세포가 풍부하다. HLA가 부분적으로만 맞아도 사용할 수 있으며, 소아 백혈병 환자에게 자주 적용된다. 제대혈의 상징적 의미는 깊다. 한 생명이 시작되는 순간에 채취되는 이 세포들이 다른 생명을 구하는 데 사용된다는 사실은, 생명의 순환성과 상호연결성에 대한 강력한 은유가 된다. 한 생명의 시작이 다른 생명의 재생 가능성을 품는 이 순간은, 생명 에너지의 근본적 연속성을 상징적으로 보여준다.

자가 이식과 타가 이식은 조혈 모세포 치료의 두 가지 주요 방식이다. 자가 이식Auto-transplantation은 환자 자신의 조혈모세포를 미리 채취·냉동해 두었다가, 고강도 항암 후 다시 주입하는 방식이다. 이는 주로 암세포가 골수에 침범되지 않은 상태에서 시행하거나, 상대적으로 재발 위험이 낮은 림프종에서 종종 사용된다. 자가 이식은 자기 동일성의 생물학적 유지를 상징하며, '자기 갱신'의 존재론적 의미를 담고 있다.

반면 타가 이식Allo-transplantation은 타인의 건강한 세포(가족 or 비혈연) 또는 제대혈을 이용한다. 보통 백혈병에서 가장 많이 시도되는 방식으로, 성공 시 암세포를 근본적으로 제거할 수 있으나, 이식편대숙주병GVHD 등 거부반응이 일어날 수 있다는 위험이 따른다. 타가 이식은 인간 존재 간의 생물학적 경계 허물기와 근본적 연결성의 표현이다. 한 생명이 다른 생명의 일부가 됨으로써, '자아'와 '타자'의 경계가 흐려지는 이 과정은 인간 정체성에 대한 깊은 철학적 질문을 제기한다.

임상성과 및 실제 성공 사례: 희망의 현실화

백혈병 환자의 생존율은 조혈모세포 이식 기술의 발전과 함께 극적으로 변화해 왔다. 1970~80년대까지만 해도 급성 백혈병 진단 시 생존율이 매우 낮았으나, 조혈모세포 이식 기술이 발달하고 항암 약물이 다양해지면서, 5년 생존율이 크게 상승했다. 일부 급성 림프구성 백혈병 환자군에서는 80% 이상 완치율을 보이는 사례도 보고된다. 특히 어린이 환자의 경우 효과가 더욱 뚜렷하다.

이러한 통계 변화의 이면에는 무수한 개인적 삶의 변혁적 경험이 담겨 있다. 생존율의 증가는 단순한 숫자의 변화가 아니라, 죽음의 문턱에서 되돌아온, 삶의 의미에 대한 깊은 성찰을 거친 인간들의 증가를 의미한다. 이식 후 생존한 환자들의 삶은 종종 근본적으로 변화하며, 이전과는 다른 존재 방식과 가치관을 형성하게 된다.

임상 데이터에 따르면, 형제간 일치 공여자(전합성 HLA 일치)를 구해 이식받은 급성 골수성 백혈병(AML) 환자의 5년 무병 생존율이 60~70%에 달한다는 보고가 있다. 유전자형 일치가 아닐 경우 다소 낮아지지만, 최근에는 면역억제제와 관리 기술이 좋아져서 그 격차가 점차 줄어드는 추세다. 이러한 통계 뒤에는 무수한 개인적 투쟁과 희망, 절망, 그리고 다시 찾은 생명의 소중함에 대한 깨달음이 존재한다.

제대혈 이식 또한 중요한 성공 사례를 보여준다. 소아 급성 림프구성 백혈병ALL 환자가 제대혈 이식을 통해 완치 판정을 받은 사례가 세계 각국에서 늘고 있다. 양이 적은 편이지만, 작은 체중의 아이에게는 충분한 세포 수를 제공할 수 있기 때문이다. 특히 제대혈은 면역 적합성 요건이 상대적으로 덜 엄격해, 적절한 공여자를 찾기 어려운 소수 인종 환자에게 중요한 대안이 되고 있다.

최근에는 복수 단위의 제대혈을 조합하여, 성인 환자에게도 이식하는 연구가 이루어지고 있다. 일부 연구에서는 이식편대숙주병GVHD 발생률이 줄고, 감염 위험도 제한적이라는 긍정적 결과가 보고되고 있다. 이러한 혁신은 과학적 진보가 실제 인간의 고통을 줄이고 삶의 가능성을 확장하는 구체적 사례를 보여준다.

그러나 성공과 실패 사이에는 여전히 수많은 도전이 존재한다. 재발은 가장 큰 위협 중 하나다. 백혈병은 완치 후에도 재발 위험이 존재하며, 조혈모세포 이식 후 2~3년 내 재발하면 예후가 좋지 않을 수 있다. 또한 이식편대숙주병GVHD은 타인의 조혈모세포가 환자 신체를 "이물"로 인식해 공격하는 현상으로, 급성·만성 형태로 나뉘며 심할 경우 사망에 이를 수 있다. 면역억제제·스테로이드 등으로 관리하지만, 환자 삶의 질에 장기적 영향을 미친다.

감염 또한 중대한 위험 요소다. 이식 전처치로 면역체계가 거의 파괴된 상태여서, 작은 세균·바이러스 감염도 치명적일 수 있다. 이러한 취약성은 인간 존재의 근본적 연약함을 상기시키는 동시에, 타인과의 연결과 의존이 생존에 얼마나 중요한지를 일깨운다.

영화적 감동 넘어, 현실 치료의 한계와 미래

재발·면역 거부 등 부작용: 희망 이면의 불확실성

영화나 드라마에서 백혈병 환자가 골수이식으로 '기적적 완치'를 이루면, 보통 그 뒤 재발 없이 해피엔딩으로 마무리된다. 그러나 현실에서는 이식 성공 후에도 주기적 추적검사를 통해 암세포의 잔존 여부를 확인해야 하며, 재발 시 또다시 강도 높은 치료가 필요하다. "영화적 감동"이 종결된 후에도, 환자 입장에서는 길고 지루한 관리의 시간이 이어진다.

이러한 갭은 단순한 서사적 편의를 넘어, 문화적 서사가 어떻게 질병과 치유에 대한 우리의 인식을 형성하는지 보여준다. 영화가 제시하는 완결된 서사 구조는 우리에게 명확한 종결과 해결의 만족감을 제공하지만, 실제 생명의 과정은 훨씬 복잡하고 비선형적이다. 지속적인 불확실성과 취약성을 안고 살아가는 것이 암 생존자들의 실제 경험에 더 가깝다.

면역 거부·합병증도 현실 치료에서 중요한 고려 사항이다. 급성 이식편대숙주병GVHD는 이식 후 수주 내에 피부 발진, 간 기능 이상, 소화기 점막 손상 등으로 나타날 수 있고, 심할 경우 전신 염증으로 진행한다. 만성 GVHD는 생착 후 100일이 지난 시점부터 발생하는 장기적인 면역반응으로, 피부 경화, 건조증, 폐 기능 저하 등으로 환자 삶의 질이 떨어진다.

이러한 합병증은 생물학적 복잡성을 넘어 정체성과 경계에 관한 깊은 철학적 질문을 제기한다. 타인의 세포가 자신의 몸을 공격한다는 현상은 '자아'와 '타자'의 경계가 어디인지, 신체적 동일성이 어떻게 유지되거나 변화하는지에 대한 근본적 질문을 불러일으킨다. 환자들은 생물학적으로는 '혼합된 키메라' 상태가 되며, 이는 정체성의 유동성과 복합성에 대한 생생한 예시가 된다.

감염 및 삶의 질 문제 또한 중요하다. 환자는 면역이 거의 '재부팅'된 상태이므로, 일상생활에서의 미생물 감염도 쉽게 치명적이 될 수 있다. 또한 항암치료의 후유증, 스테로이드 장기 복용 등에 따른 이차적 질환(당뇨, 골다공증 등)도 무시하기 어렵다. 이 모든 것은 생존이 단순한 '살아남음'을 넘어 '어떻게 살아가는가?'의 문제임을 상기시킨다.

환자들은 신체적 도전뿐 아니라 정신적, 실존적 도전에도 직면한다. 죽음에 가까이 다가갔다가 돌아온 경험, 타인의 세포가 자신의 일부가 되는 경험, 그리고 지속적인 불확실성과 함께 살아가는 경험은 환자의 정체성과 세계관을 근본적으로 변화시킬 수 있다. 이러한 차원은 영화적 서사에서 종종 간과되지만, 실제 환자들의 여정에서는 중심적 요소이다.

미래 전망: CAR-T 세포 치료, 유전자 치료와의 접목

줄기세포 이식의 한계를 극복하기 위한 혁신적 접근법 중 하나가 CAR-T 세포 치료다. 이는 환자의 T세포(면역세포)를 추출해 암세포를 인식하도록 유전자를 재조합한 후, 다시 몸에 주입하는 혁신적 면역치료 방식이다. 이 기술은 환자 자신의 면역체계를 재프로그래밍하여 암과 싸우도록 하는 혁명적 접근법이다.

CAR-T 치료는 B세포성 급성 림프구성 백혈병ALL 등에서 놀라운 관해율을 기록한 임상 보고가 나왔다. 일부 환자는 CAR-T로 재발 암세포를 거의 완전히 제거하기도 한다. 그러나 이 치료법 역시 사이토카인 폭풍CRS이라는 심각한 부작용 위험이 있어, 엄격한 모니터링이 필요하다.

CAR-T가 줄기세포 이식과 맺는 관계는 상호보완적이다. CAR-T가 성공적으로 암세포를 정리한 뒤, 조혈모세포 이식을 추가로 수행하여 완치율을 더욱 높이는 임상 시나리오가 거론되고 있다. 반대로 CAR-T 실패 시, 이식으로 전환하는 경우도 있다. 이러한 복합 치료 전략은 향후 혈액암 치료의 표준이 될 가능성이 있다.

유전자 치료와 조혈모세포의 결합도 유망한 연구 분야다. CRISPR-Cas9 같은 유전자 편집 기술이 발달하면서, 환자 조혈모세포를 채취해 암 발생 유전자를 제거하거나, 항암 유전자(예: 자살 유전자)를 삽입하는 연구도 진행되고 있다. 이는 정밀의학의 지평을 열어, 환자 개개인의 유전적 특성에 맞춘 맞춤형 치료를 가능하게 한다.

맞춤형 조혈모세포 기술은 환자 자신에게 최적화된 세포만 선별·수정하여 이식하면, 면역 거부를 최소화하면서 암세포를 억제할 수 있다는 가능성을 제시한다. 이는 생물학적 특이성과 보편성의 균형을 모색하는 과정으로, 각 환자의 고유한 생물학적 특성을 인정하면서도 근본적 치유 메커니즘을 적용하는 방식이다.

그러나 이러한 미래 기술들에는 임상적·윤리적 과제가 여전히 남아있다. CAR-T 치료 시 발생할 수 있는 사이토카인 폭풍이나 신경독성은 심각한 위험이 될 수 있다. 또한 비용 문제도 무시할 수 없다. CAR-T나 유전자 편집은 환자 1인당 수억 원대에 이를 만큼 고가인 경우도 있어, 의료 접근성 격차가 생길 가능성이 있다. 이러한 신기술이 소수 특권층의 전유물이 되지 않도록 하는 사회적 논의와 정책이 필요하다.

미래의 혈액암 치료는 항암제, 조혈모세포 이식, 면역세포 치료, 유전자 교정 등이 병행되는 '멀티모달' 치료 체계가 될 전망이다. 이러한 융합적 접근은 단일 치료법의 한계를 극복하고, 각 환자의 고유한 질병 특성에 맞춘 정밀 치료를 가능하게 한다. 기술적 혁신과 윤리적 성찰이 균형을 이루는 가운데, 백혈병 치료는 계속해서 발전해 나갈 것이다.

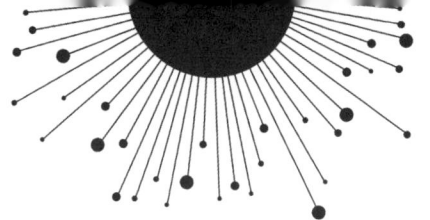

맺음말

 지금까지 "백혈병 치료, 생사를 건 사랑"이라는 주제로, 멜로드라마·영화 속에서 백혈병이 어떻게 극적 긴장과 감동을 만들어 내는지, 그리고 그 뒤에 놓인 조혈모세포 이식의 원리 및 실제 임상 현실을 살펴보았다. "죽음"이 코앞에 다가온 젊은 연인의 이야기는 누구에게나 가슴 아픈 이야기일 것이다. 하지만 오늘날 의학의 발전으로 백혈병은 '치명적 불치병'에서 점차 '고치거나 관리 가능한 병'으로 바뀌어 가고 있다.
 여전히 쉽지 않은 치료 과정, 재발 위험, 면역 합병증, 경제적 부담 등 수많은 장벽이 있지만, 실제로 적지 않은 환자들이 조혈모세포 이식으로 새 삶을 얻고 있다. 이 사실은 영화 속 비극적 결말과 달리, 우리의 현실이 조금씩 더 많은 희망을 품고 있음을 시사한다.

다음 장(혹은 이후 책의 다른 부분)에서는 줄기세포가 일으키는 또 다른 기적과 갈등을 살펴볼 것이다. 백혈병은 줄기세포 치료의 대표적 성공 사례이기도 하며, 동시에 여전히 해결되지 못한 문제들이 산적한 분야이다. 사랑과 죽음의 경계를 허무는 감동 서사 뒤에 놓인 과학적 진보, 그리고 미완의 과제를 함께 인식하면서, 줄기세포 기술이 어디로 나아갈지를 지켜보는 건 어떨까?

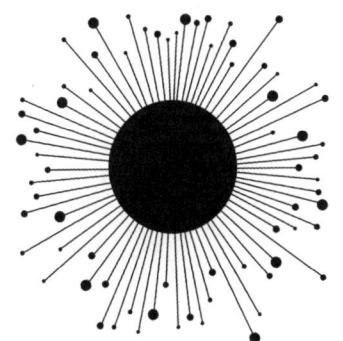

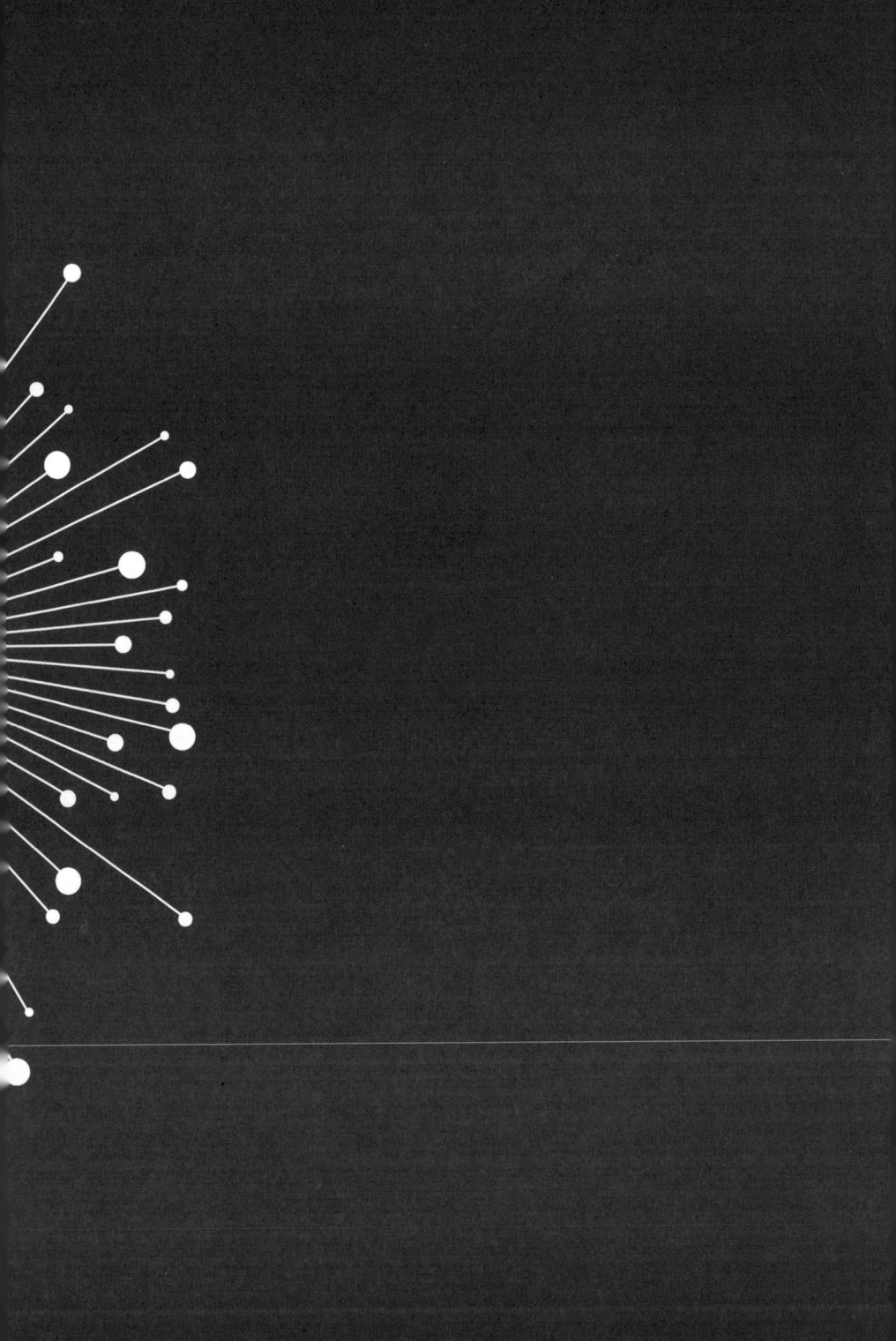

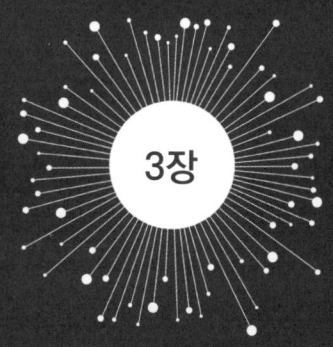

3장

간·관절·탈모…재생의학이 열어갈 일상 치료

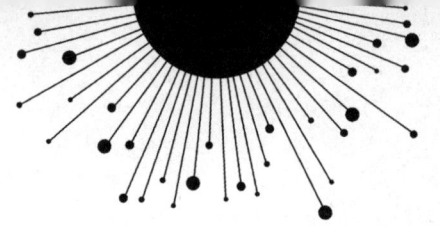

들어가며

줄기세포 치료가 백혈병 같은 치명적 질환이나 복제인간의 SF적 상상에만 국한되는 것은 아니다. 오히려 일상에서 흔히 마주하는 퇴행성 질환이나 미용·웰에이징 분야에서도 줄기세포 응용이 활발하게 연구·개발되고 있다. 우리가 흔히 겪는 관절염이나 탈모, 또 간 기능 저하나 당뇨와 같은 만성질환은 삶의 질을 크게 떨어뜨리지만, 과거에는 '나이 들면 어쩔 수 없다'라고 치부되기 일쑤였다. 그런데 최신 재생의학을 통해 이런 질환을 '완전히 새롭게 접근'할 길이 열리고 있다.

본 장에서는 탈모, 관절염, 콜라겐, 당뇨 사례를 토대로, 줄기세포가 실제로 우리의 일상 질병과 불편을 어떻게 해결할 수 있는지 살펴본다. 또한 《뷰티풀 브로큰 브레인》 속 뇌졸중 치유 가능성과 연관지어, 재생의학이 앞으로 어떤 식으로 "일상 속 의료 혁명"을 일으킬 수 있을지 예측해 본다. 다만, '만능약'이라는 과도한 기대와 함께, 윤리·안전성·과장 광고 같은 문제도 함께 짚어 볼 필요가 있다.

관절염, 퇴행성 질환, 탈모, 각종 미용 시술

관절염: 무릎이나 어깨 등 주요 관절 문제

인구 고령화가 진행되면서, 무릎 관절이나 고관절 등이 닳아 생기는 퇴행성 관절염 환자가 급증하고 있다. 과거에는 단순한 진통제, 물리치료, 심할 경우 인공관절 치환술이 주된 치료법이었다. 하지만 인공관절 수술은 10~15년마다 재수술 가능성이 있고, 수술 부작용 부담이 크다.

최근 몇 년 사이, 골수 유래 혹은 지방유래 성제줄기세포를 관절에 주입해 연골을 재생시키려는 시도가 늘고 있다. 이미 국내외에서 시판·승인된 일부 줄기세포 치료제가 있으며, 관절연골이 어느 정도 회복되는 결과를 보여주는 임상 연구도 발표되었다. 다만 연골이 아주 소실된 상태(말기)에서는 효과가 제한적일 수 있다는 지적이 있으며, 장기적 추적 시 새로 생긴 연골이 몇 년간 유지되는지, 재발이나 부작용은 없는지 등 검증이 필요하다.

퇴행성 질환 전반: 당뇨·간 질환

"간경화"나 만성 B형 간염, 알코올성 간 질환 등으로 간세포가 망가지면, 복수가 차고 황달이 오는 등 큰 고통을 겪게 된다. 간이식은 최후의 대책이나, 기증자 부족과 수술 부작용 문제가 있다. 줄기세포로 간세포를 대량 배양하거나, 부분적으로 손상된 간을 재생해 장기 이식 없이도 회복할 수 있는 가능성을 연구 중이다.

췌장 베타세포가 망가진 1형 당뇨 환자에게, 줄기세포로 만든 베타세포를 이식해 인슐린을 스스로 분비하게 만드는 연구가 진행되고 있다. 아직 완전한 상용화는 아니지만, 일부 임상시험에서 혈당 조절이 크게 개선된 사례가 보고되었다.

소장·대장 등에 염증이 생기는 크론병 등에서도, 성체줄기세포를 통한 면역조절 효과가 연구되고 있다. 재생의학은 단순 '세포 재생'뿐 아니라, 면역반응을 조절하는 역할을 할 수도 있다고 기대된다.

탈모, 미용 시술

헤어라인이 점점 뒤로 밀려나는 남성형 탈모부터 여성 탈모까지, 한 번 진행되면 회복이 어려운 것이 현실이었다. 하지만 지방 줄기세포 추출액(스테로이드·PRP와 혼합 사용) 같은 여러 시술이 각광받고 있고, 더 나아가 3D 바이오프린팅 모낭 재생 연구가 시도되고 있다.

"줄기세포 화장품"이라는 명칭으로 시중에 유사 제품이 나와 있기도 하지만, 실제로는 단순히 줄기세포 배양액을 일부 함유했다는 정도에 그치는 경우가 많다. 그래도 성체줄기세포 유래 성장인자가 피부 주름 개선, 흉터 회복 등에 도움이 될 수 있다는 연구가 늘고 있다.

성체줄기세포(지방·골수) 활용과 한계

성체줄기세포란?

성체줄기세포는 골수나 지방, 제대혈 등에서 추출되는 줄기세포로, "특정 조직 범위 내에서" 다양한 세포로 분화할 수 있는 능력을 지닌다. 특히 지방유래 줄기세포 ADSC와 골수 유래 줄기세포 BMSC가 재생의학 분야에서 가장 많이 연구된다.

지방유래 줄기세포 ADSC의 장점과 미용 분야

피하 지방조직에서 간단한 지방흡입 lipo-aspiration을 통해 비교적 쉽게 얻을 수 있어, 환자 부담이 적다. 미용 및 재생 치료에서는 콜라겐·엘라스틴 생성을 돕는 성장인자를 분비해 피부 개선, 상처

치유에 도움이 된다는 연구가 있다. 일부 병원에서는 "자가 지방 줄기세포 주사"로 주름·흉터 개선을 시도한다.

다만 지방줄기세포도 한계가 있다. 분화 범위가 뼈, 연골, 지방 등에 한정적일 수 있고, 심장·간세포로 분화시키려면 추가 조작이 필요하다. 또한 시술의 과학적 근거가 아직 미흡한 상태에서 고가로 홍보하는 사례도 있어, 유사 과학이나 과장 광고 문제도 지적된다.

골수 줄기세포BMSC의 임상 적용

무릎 연골 결손에 골수 유래 줄기세포를 주입하거나, 특수 스캐폴드scaffold 위에 배양하여 이식하는 시도가 활발하다. 실제 일부 세포치료제가 국내·외에서 허가받아 환자에게 사용 중이지만, "장기 추적 결과가 더 필요하다"라는 의견도 공존한다.

급성 심근경색 후 손상된 심장 부위에 골수 유래 줄기세포를 주입하면, 부분적인 기능 회복을 기대할 수 있다는 연구들이 보고되었다. 다만 효과 편차가 크고, 안전성·효과를 확립하려면 대규모 임상이 필수적이다.

한계와 전망

성체줄기세포로 확실히 재생이 가능한 조직이 어디까지인지, 또 어느 질환까지 임상 적용이 가능한지는 여전히 논쟁 중이다. 작은 개인 클리닉에서 줄기세포를 간단히 추출·배양해 환자에게 주입하는 방식은, 세포 특성이 일정하지 않을 수 있어 문제로 지적된다(오염, 변이, 종양화 위험).

앞으로는 유전자 편집·인공지능·3D 바이오프린팅 등과 결합해, 성체줄기세포를 "목적 지향적"으로 분화·배양하는 기술이 가속화될 것으로 예상된다.

"엄마, 나도 새 머리 심을 수 있어?"

탈모 치료 연구, 3D 바이오프린팅 모낭 재생

탈모의 심리적·사회적 영향

탈모는 "생명을 위협하지 않는다"라는 점에서 생존에 직결된 질병은 아니지만, 환자 입장에선 자존감 문제로 직결된다. 특히 남성형 탈모는 가족력과 호르몬(디하이드로테스토스테론DHT) 영향 등 복합 요인으로 진행되며, 탈모 치료제가 시중에 많지만 확실한 치료가 쉽지 않다. 드라마나 영화에서도 "나이가 들며 대머리가 됐다"는 설정을 코믹하게 소화하는 경우가 흔하지만, 실제 환자들에게는 심리적 타격이 크다.

줄기세포와 모낭毛囊 재생

현존 시술로, 자가 지방유래 줄기세포를 두피에 주사해 모낭 주변 환경을 개선, 모발 성장을 촉진하려는 방법이 있다. 효과가 있다고 주장하는 기관도 있지만, 아직 대규모 임상으로 검증된 바는 제한적이다.

최근 3D 세포 배양 기술을 통해, 체외에서 "모낭과 유사한 구조물"을 만들 수 있다는 연구가 보고되었다. 유도만능줄기세포 iPSC를 이용하여 모낭 줄기세포로 분화시키고, 바이오프린팅을 통해 두피에 이식 가능하게 하는 시도가 진행 중이다.

다만 이에는 여러 장벽이 존재한다. 두피 혈관화vascularization와 신경 연결 등 복잡한 요소가 있어, 체외에서 완전한 모낭을 형성한 뒤 이식했을 때 안정적으로 모발이 자라는지 아직 불확실하다. 또한 모발 성장 방향이나 굵기, 색깔 등도 제어가 필요하며, 비용이 상당히 고가일 것으로 예측된다.

단가, 효과, 검증 단계 이슈

현재 진행 중인 줄기세포 탈모 치료 관련 시술은 대부분 수백만 원에서 수천만 원에 이르기도 하며, 건강보험이 적용되지 않는다. 3D 바이오프린팅 기술이 상용화된다면, 초기에는 극단적으로

비싼 프리미엄 시술로 자리를 잡을 가능성이 크다.

기존의 탈모 치료(미녹시딜, 피나스테리드, 두타스테리드 등)와 달리 "줄기세포 주사 한 방으로 확실한 신생 모발"이라는 광고가 있을 수 있으나, 학술적으로 완벽히 입증된 결과는 드물다. 일시적인 모발 굵기 개선, 성장 촉진 수준일지, 아니면 진정한 '탈모 극복'인지 장기적으로 봐야 한다.

여러 기업이 임상시험을 시도 중이나, 무분별한 시술로 피해를 보는 사례도 발생한다. 국가 식약처 승인, 과학적 프로토콜에 의한 임상시험을 거친 뒤 시판된 치료제는 아직 극히 제한적이다.

신뢰할 수 있는 재생 치료의 기준
자가 vs. 동종 세포, 임상시험 단계별 검증

자가Autologous **세포 vs. 동종**Allogeneic **세포**

자가 세포는 환자 본인의 세포를 추출해 배양 후 다시 주입하는 방식이다. 면역 거부가 상대적으로 적다는 이점이 있으나, 고령 환자나 심각한 기저 질환 환자는 세포 품질이 떨어질 수 있다. 같은 환자의 세포라도 "암세포나 변이"가 섞여 있을 위험성 관리가 필요하다.

동종 세포는 타인(혹은 기증된 제대혈 등)에서 얻은 세포를 이식하는 방식이다. 세포 품질·물량 관리가 수월할 수 있지만, 면역 거부반응의 가능성이 있다. 대량 생산·상품화 모델을 구축하려는 기업들이 주목하는 방식이다.

임상시험 단계별 검증

줄기세포 치료의 안전성·유효성을 공식적으로 인정받으려면, 1상(안전성), 2상(유효성), 3상(대규모 검증)을 거쳐야 한다.

- 1상: 소수 환자 대상, 부작용(독성, 종양화) 여부 확인
- 2상: 치료 효과가 있다는 초기 증거를 포착
- 3상: 수십~수백 명 규모로 대조군과 비교, 통계적으로 의미 있는 결론 도출

이 과정을 통과해야 "공식 시판 허가(품목 허가)"가 이루어지며, 신뢰할 만한 의료 기술로 인정된다. 영화나 광고는 종종 이 과정을 생략하거나 "임상시험 중"을 무조건 성공처럼 홍보하는 문제가 있다.

해외 사례와 국내 규제

미국 FDA는 "세포·유전자 치료$_{CGT}$" 분야를 별도로 관리하며, 허가 전 자유로운 시술을 거의 금지한다. 임상시험 디자인이 엄격하며, 무허가 시술 시 강력한 제재가 따른다.

유럽 EMA는 첨단 바이오의약품TAMP으로 규정하고, 유전자·세포·조직공학 제품을 꼼꼼히 심사한다.

한국은 첨단재생의료법 시행으로, 일정 수준 이상의 임상 데이터 확보 후 조건부 허가를 내주거나, 임상 연구 단계에서 환자 안전을 철저히 모니터링한다. 그러나 여전히 간단한 세포 치료 시술을 "비급여 미용" 형태로 진행하는 병원이 있어, 논란이 일기도 한다.

가짜 시술·과장 광고 대처 방안

가짜 줄기세포 시술의 문제점

중국·동남아 등 규제가 느슨한 지역에서 이루어지는 '줄기세포 관광'은 암, 신경질환 환자들이 "기적의 치료"를 기대하고 해외로 나가 시술을 받는 현상을 말한다. 이로 인한 부작용 사례가 다수 보고되고 있다.

비공식 '줄기세포 주사'는 실제로는 단순 비타민 주사나 PRP를 줄기세포로 둔갑시켜 고가에 판매하는 경우를 말한다. 또한 "10회 시술로 세포가 재생되어 관절 나이가 10년 젊어진다." 같은 허무맹랑한 과대광고가 성행하기도 한다. 이는 과학적 근거 없이 해외 학술논문 일부만 인용해 소비자를 현혹하는 문제적 행태이다.

환자가 체크해야 할 체크리스트

시술 기관의 자격을 확인해야 한다. 병원급 의료기관인지, 해당 분야 전문의가 있는지, 정부 허가·임상시험 승인 상태인지 확인해야 한다.

치료의 근거자료로 "임상시험 자료, 논문, 식약처·FDA 허가 등"이 투명하게 제시되었는지 살펴봐야 한다.

비용과 사후 관리에 대해서도 알아봐야 한다. 한두 번 시술로 끝나는지, 추적검사는 있는지, 재발·부작용 시 어떻게 대응하는지 확인해야 한다.

해외 시술 광고의 경우, "해외로 가면 규제가 적으니 더 빨리 치료된다"라는 식의 무책임한 광고를 곧이곧대로 믿지 않는 것이 중요하다.

소비자 보호를 위한 제도 및 사회적 관심

정부 차원에서 "첨단재생 의료정보센터" 설립 운영을 통해 공신력 있는 정보를 제공할 필요가 있다.

학계·언론도 근거 기반 보도를 통해 환자들이 가짜 시술에 속지 않도록 유도해야 한다.

환자 커뮤니티에서도 시술 후기나 피해사례 공유를 통해 자정 작용을 유도할 필요가 있다.

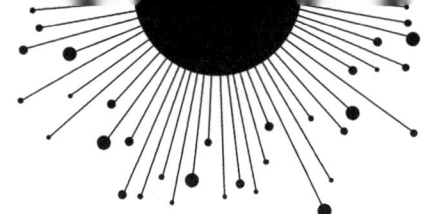

맺음말

일상 영역으로 스며드는 재생의학, 그리고 과제

줄기세포 치료는 이제 이미 "중병"만을 대상으로 하지 않습니다. 무릎 관절염, 탈모, 피부 노화, 지방 분해, 당뇨, 간 기능 저하, 뇌졸중 이후 재활 등, 삶의 질에 직접 연결된 질환·상태를 개선하기 위한 연구가 전 세계적으로 쏟아지고 있습니다. "영화 같은 혁신"이 더는 허황된 꿈이 아니라는 점에서, 대중의 기대가 커지는 건 당연합니다.

하지만 동시에, 너무 빠른 상용화 추구와 안전성·근거 부족이 충돌하는 상황도 자주 벌어집니다. 각종 비공인 시술이나 의료광고가 성행하고, 환자들은 고액의 비용을 지불하며 "기적의 주사"

를 시도했다가 실망·피해를 입는 사례가 나타나고 있지요. 한편으로 의료 규제 당국은 "환자 안전 보장"과 "혁신 육성" 사이에서 복잡한 균형을 찾으려 고심합니다.

"줄기세포를 활용한 일상적 질환 치료"라는 테마에서 가장 중요한 키워드는 결국 신뢰입니다. 환자 개개인이 병원을 찾았을 때, 해당 시술이 과학적으로 입증된 것인지, 임상시험을 통해 충분히 검증된 것인지, 부작용 발생 시 책임은 누가 질 것인지 등을 투명하게 알 수 있어야 하지 않을까요? 그래서 본 장에서 강조한 것은, 단순 희망 사항보다는 임상시험 단계별 검증과 합법적·공인된 시술인지 여부를 꼼꼼히 따져보라는 점입니다.

영화적으로 보면, 예컨대 어떤 멜로드라마나 다큐멘터리에서 "무릎 관절이 완전히 닳은 어르신이 줄기세포 시술로 다시 뛰게 됐다"는 감동 서사가 종종 나옵니다. 그것이 실제 임상 근거를 바탕으로 한 사례라면, 과학기술의 위대함을 보여주는 멋진 장면일 것이고, 만약 과장·위조된 설정이라면 대중에게 부정확한 정보만 심어줄 위험이 있습니다. 우리는 이미 여러 번 황우석 사건이나 가짜 시술 스캔들을 통해 '윤리·근거 기반'이 얼마나 중요한지 깨달았습니다.

결론적으로, "간·관절·탈모… 재생의학이 열어갈 일상 치료"는 분명히 매력적인 미래 의학의 길입니다. 이 영역에서 하루하루 새롭게 탄생하는 임상연구 성과는, 우리 모두가 나이 들어가면서 마주할 다양한 건강 문제를 획기적으로 개선할 수 있다는 희망을 안겨줍니다. 그렇지만 동시에, 그 분야에서 일어날 수 있는 규제 사각지대, 안전성 소홀, 상업적 남용 등을 경계하는 일도 놓쳐서는 안 됩니다.

이 장을 마무리하며 독자 여러분께 드리고 싶은 당부가 있다면, "일상적 질환에서 줄기세포 치료가 언제쯤 완전히 대중화될까요?"라는 질문에 대해 너무 성급한 낙관론이나 회의론을 갖기보다는, 꾸준한 연구 결과와 신뢰할 수 있는 기관을 통해 '검증된 치료'를 선택하는 안목을 기르자는 것입니다. 영화로 치면, 《뷰티풀 브로큰 브레인》이 보여준 감동도 결국 수많은 현실적 재활과정을 기반으로 한 것이듯, 줄기세포 재생치료의 진정한 잠재력도 탄탄한 기초연구와 공공적 검증이 뒷받침되어야만 세상에 선을 보일 수 있기 때문입니다.

다음 장에서는 또 다른 분야에서의 줄기세포 활용과 윤리 쟁점을 다루겠지만, 이미 우리는 재생의학이 단순히 "원대한 난치병

정복"을 넘어서, 우리 일상 깊숙이 들어와 삶의 질을 높일 수 있는 플랫폼임을 확인했습니다. 관절염으로 고생하는 부모님부터, 탈모로 고민하는 젊은 세대, 노화로 생긴 피부 고민, 심각하지 않아 보이지만 삶을 고통스럽게 만드는 만성질환까지—줄기세포는 여기에 새로운 해법을 제시할 수 있습니다. 그러므로 우리가 필요한 것은 균형 잡힌 시각과 현명한 선택입니다. 그리고 그것이 바로 이 책이 제시하고자 하는 중요한 목표 중 하나입니다.

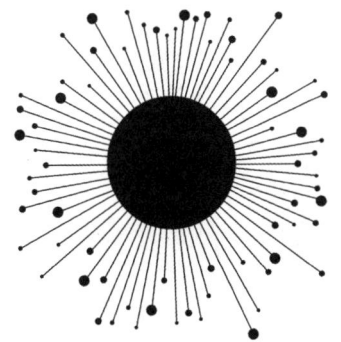

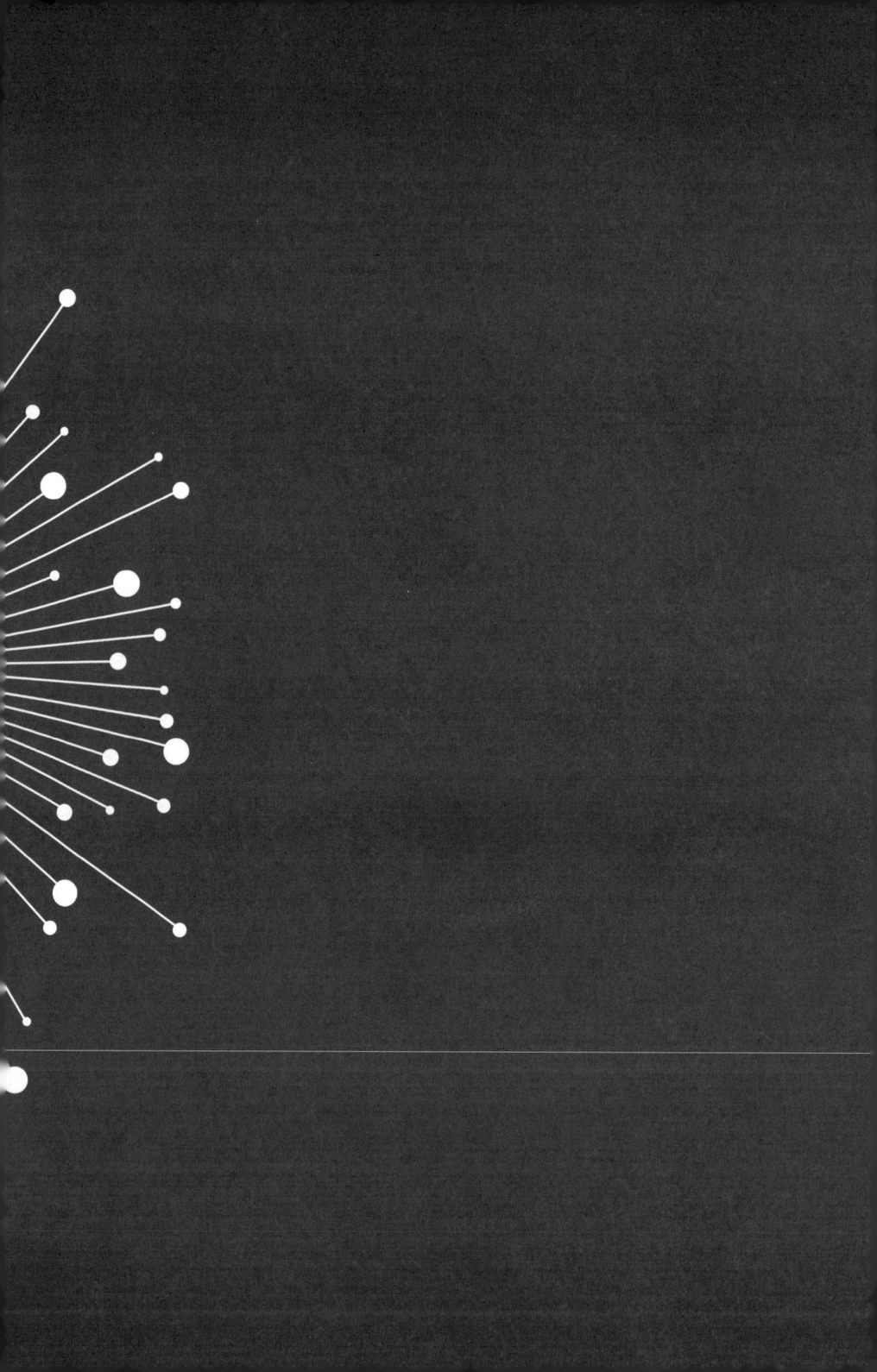

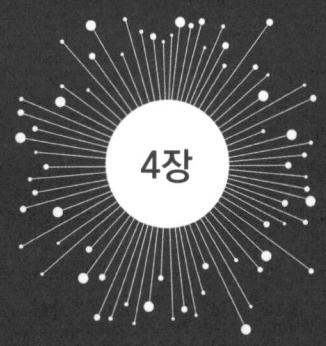

4장

'복제인간' 논쟁: 과학이냐 윤리냐?

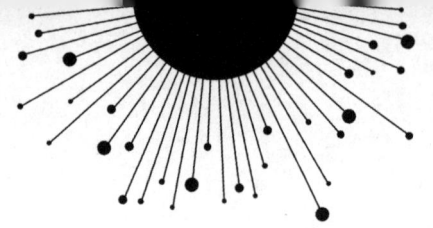

들어가며

"복제인간"은 과학기술이 빚어낼 수 있는 가장 극단적 상상 중 하나다. 지금도 SF 장르에서는 '인공적으로 만들어진 인간'이나 '장기수급용 복제인간' 같은 설정이 자주 등장하고, 시청자는 그 디스토피아적 충격이나 윤리 문제를 곱씹게 된다. 실제로 체세포 핵치환SCNT 기술이 동물 복제를 통해 입증된 이상, 언젠가 과학이 인간복제를 실현하는 날이 올 가능성을 배제할 수는 없다. 다만 전 세계 대부분 국가가 "인간 생식 목적 복제"를 엄격히 금지하는 규제를 두고 있어, 이 주제가 실제로 시험대에 오르지는 못하고 있다.

본 장에서는 《블루프린트》와 《아일랜드》라는 영화를 중심으로, 복제인간이 던지는 윤리적·철학적·법적 논쟁을 살펴보고자 한다. 《6번째 날》, 《겟 아웃》 등의 작품도 함께 언급하여, "복제인간이 마주하는 정체성 혼란과 장기수급 대상이라는 비극"을 다각도로 해부한다. 또한 "체세포 핵치환 vs. 치료용 복제"를 구분하고, 첨단 줄기세포 연구와 복제기술의 교차점에서 일어나는 윤리 쟁점들을 인용해 논의하겠다.

체세포 핵치환 vs. 치료용 복제:
기술의 이중적 가능성

줄기세포 기술과 복제 기술의 교차점: 경계의 모호성

복제 기술과 줄기세포 연구는 서로 긴밀히 얽혀 있으면서도 때로는 뚜렷이 구분되는 영역이다. 이 교차점의 핵심에는 체세포 핵치환SCNT 기술이 자리하고 있다. 1996년 탄생해 1997년에 발표된 '돌리 양Dolly'은 세계 최초의 포유류 복제 성공 사례로, 체세포 핵치환의 상징이 되었다.

체세포 핵치환의 원리는 놀랍도록 단순하면서도 심오하다. 성체 동물의 체세포에서 핵을 추출하고, 핵이 제거된 난자에 이 핵을 옮겨 "배아"를 만든 뒤, 이를 대리모 자궁에 착상시켜 유전적으로 동일한 개체를 얻는 과정이다. 이 과정은 생명의 근본적인 미스터리를 건드린다. 세포의 운명이 고정된 것이 아니라 재프로그래밍될 수 있다는 사실, 완전히 분화된 체세포의 핵이 다시 전능성을 회복할 수 있다는 발견은 생명에 대한 기존의 이해를 뒤흔들었다.

이 기술이 인간에게 적용 가능하다는 이론적 가능성은 깊은 윤리적 논쟁을 촉발했다. 인간의 생명이 기술적으로 복제될 수 있다는 가능성은 인간 존재의 고유성과 존엄성에 대한 근본적 질문을 제기하기 때문이다. 복제는 단순한 기술적 과정이 아니라, 인간 본질에 대한 철학적 도전이 된다.

이러한 기술적 가능성과 윤리적 도전의 교차점에서 '치료용 복제'와 '생식용 복제'라는 두 가지 상이한 경로가 분화되었다. 이 구분은 단순한 기술적 차이를 넘어, 목적과 윤리적 함의의 근본적 차이를 반영한다.

치료용 복제Research Cloning는 SCNT로 얻은 배아에서 줄기세포(배아줄기세포, ESC)를 채취해, 특정 질환 치료 연구에 사용하는 것을 목적으로 한다. 이 경우 배아는 14일 이전에 파기하며, 착상·출산으로 이어지지 않는다. 그럼에도 "인간 배아의 생명성"과 "난치병 치료 가능성" 사이의 윤리적 긴장이 여전히 존재한다.

반면 생식용 복제Reproductive Cloning는 SCNT로 만든 배아를 착상해 출산까지 이어지는, 즉 복제인간 탄생을 목표로 하는 과정이다. 이는 인간 존엄성과 생명 조작에 관한 가장 첨예한 윤리적 논쟁을 유발하며, 다수 국가에서 국제규범을 통해 금지하고 있다.

현대 줄기세포 연구는 이러한 기술적·윤리적 교차점에서 진화해왔다. 배아줄기세포ESC, 성체줄기세포ASC, 그리고 유도만능줄기세포iPSC는 각기 다른 윤리적 함의와 기술적 가능성을 지닌다. 특히 복제인간을 논의할 때는 "ESC를 얻기 위한 체세포 핵치환"이 가장 문제가 된다.

영화적 상상 속 복제인간은 대부분 생식용 복제 시나리오를 택해, "완벽히 동일한 외형·유전자를 가진 인간이 태어났다"는 충격을 그린다. 그러나 이러한 영화적 상상과 현실 사이에는 복잡한 기술적·윤리적 간극이 존재한다. 복제는 단순한 과학적 가능성이 아니라, 인간 존재의 근본에 대한 성찰을 요구하는 철학적 문제이기도 하다.

생식 목적 복제인간의 금지와 윤리 쟁점: 존재의 고유성을 둘러싼 논쟁

복제인간에 관한 논쟁은 기술적 가능성을 넘어 인간 존재의 본질적 가치에 대한 심오한 질문으로 확장된다. 대부분의 국가가 "인간복제"를 엄격히 금지 또는 불법화한 배경에는 단순한 기술적 우려를 넘어선 존재론적·윤리적 고려가 자리하고 있다.

국제 사회의 규제 현황을 살펴보면, 2005년 UN은 '인간복제 금지를 촉구'하는 선언을 채택했다. 영국은 치료용 복제 연구는 매우 제한적으로 허용하지만, 생식용 복제는 엄격히 금지하고 있다. 한국 역시 2005년 줄기세포 연구 붐이 일었으나 황우석 사태 이후 생명윤리법을 강화해, 생식 목적의 배아 복제는 금지하고 있다.

이러한 규제의 기저에는 여러 윤리적 주요 쟁점이 깔려 있다. 첫째, 인간 존엄성에 관한 질문이다. "인간을 '복제 가능한 존재'로 전락시키는 것이 인간 존엄을 훼손한다"는 주장은 인간을 단순한 생물학적 기계로 환원하는 위험성을 지적한다. 자연적 생식 과정이 아닌, 실험실에서 기계적으로 '복제 생산'되는 아이의 법적·사회적 지위와 심리적 정체성은 어떻게 정의되어야 하는가?

이 질문은 마르틴 하이데거의 '기술에 관한 물음'을 상기시킨다. 하이데거는 현대 기술이 세계를 단순히 '이용 가능한 자원'으로 바라보게 만든다고 경고했다. 복제 기술이 인간 존재 자체를 '이용 가능한 자원'으로 전환할 위험은 없는가? 인간의 고유성과 존엄성은 어디서 비롯되며, 복제 과정은 이를 어떻게 변화시키는가?

둘째, 예측 불가능한 건강 위험이 있다. 동물복제 사례(돌리 양 등)에서 발생한 조기 노화, 면역 문제, 기형, 유산 등 각종 결함이 인간복제에도 그대로 나타날 가능성이 크다. 이는 단순한 기술적 결함을 넘어, 의도적으로 존재하게 된 인간에게 예견 가능한 고통을 부과한다는 윤리적 문제를 제기한다. 독일의 철학자 한스 요나스는 이를 '미래 세대에 대한 책임'의 관점에서 바라볼 것을 제안했다.

셋째, 사회적 혼란과 인간복제의 상업화 위험이 있다. 부를 가진 사람들이 "자신의 장기수급"이나 "유전자 우월성"을 유지하기 위해 복제인간을 만들 수 있다는 우려는 영화《아일랜드》가 디스토피아적으로 극대화한 시나리오를 현실에서도 가능하게 할 수 있다. 이러한 상업화는 인간을 '목적'이 아닌 '수단'으로 취급하는 칸트적 윤리의 위반을 의미한다.

넷째, 개인의 정체성 문제가 있다. 복제인간이 자신이 '원본'의 복사본이라는 사실을 알게 될 때, 정체성 혼란과 인권 침해 문제가 심각해질 수 있다. 영화《블루프린트》에서 복제인간 시리가 겪는 실존적 위기는 이러한 정체성 문제를 생생하게 보여준다. 실존주의 철학자들이 강조한 '자기 결정'과 '자유로운 선택'의 가능성이 복제인간에게는 어떻게 보장될 수 있을까?

이러한 윤리적 쟁점들은 복제 기술이 단순한 과학적 진보가 아니라, 인간 존재와 사회의 근본적 가치에 대한 재고를 요구하는 복합적 도전임을 보여준다. 우리는 기술적 가능성과 윤리적 책임 사이에서 인간 존재의 고유성과 존엄성을 어떻게 보존할 것인가에 대한 깊은 성찰을 계속해야 한다.

복제인간이 마주한 '존재의 이유'

영화 속 정체성 혼란, 장기이식 부속품으로서의 비극

영화는 복제인간의 존재론적 고뇌를 극적으로 형상화하며, 인간 정체성의 근본에 관한 깊은 질문을 던진다. 《블루프린트》에서 이리스와 복제인간 시리의 갈등은 단순한 플롯 장치를 넘어 인간 존재의 고유성과 결정론에 관한 철학적 탐구를 담고 있다.

천재 피아니스트 이리스는 자신의 재능을 영원히 남기고자 스스로 복제인간 '시리'를 만든다. 시리는 원본 이리스의 모든 유전자를 물려받아 태어났지만, "나는 왜 태어났는가?"라는 근본적인 질문에 괴로워한다. 이 질문은 단순한 생물학적 기원을 넘어, 존재의 목적과 의미에 관한 실존적 탐구를 담고 있다.

시리의 정체성 혼란은 현대 철학의 핵심 질문들과 맞닿아 있다. 그녀는 이리스를 "어머니이자, 자신의 '원본'인 자아"로 인식하면서, 동시에 자신만의 삶을 살고 싶어 한다. 이는 "복제된 존재가 스스로 독립된 인간이라는 자각"을 갖게 되는 과정을 극적으로 그려낸다. 시리의 여정은 유전적 결정론과 실존적 자유 사이의 긴장을 보여주며, 존재가 자신의 본질에 선행한다는 사르트르의 실존주의적 통찰을 환기시킨다.

영화가 던지는 윤리적 함의는 깊다. 이리스가 죽음을 앞두고 "복제인간"을 만든 것 자체가 일종의 자기애自愛와 불치병 극복 욕구의 산물이다. 여기서 복제는 단순한 과학적 과정이 아니라, 죽음과 유한성에 대한 근원적 불안의 표현으로 볼 수 있다. 하이데거가 말한 '죽음을 향한 존재 Being-toward-death'의 인식과 그것의 회피 사이에서 일어나는 실존적 긴장이 이리스의 결정에 반영되어 있다.

시리는 태생적으로 원본의 '대체물'로 여겨지고, 사회적으로도 실험체처럼 취급된다. 영화는 복제인간이 단순히 장기를 제공하거나 재능을 이어받기 위한 도구인지, 아니면 온전한 인격체인지를 묻는다. 이는 칸트의 정언명령을 상기시킨다: 인간을 수단으로만 대하지 말고, 항상 목적으로 대하라. 복제인간이 단순한 도구적 존재로 전락할 때, 인간성의 근본적 가치가 위협받는다.

《아일랜드》는 이러한 도구화의 극단적 형태를 디스토피아적으로 그린다. 이 영화에서 가까운 미래, 부자들은 자신들의 장기나 조직이 필요할 때 수확하기 위해, 비밀 연구소에서 '복제인간'을 대량으로 기른다. 복제인간들은 지하 시설에서 "바깥세상은 오염되어 있다"고 세뇌당하며, 언젠가 "복권"에 당첨돼 "더 좋은 곳(아일랜드)"로 이주할 수 있다고 믿는다. 사실 그 "당첨"은 '장기 적출'을 의미한다.

이 영화는 복제인간의 존재론적 지위에 관한 근본적 질문을 던진다. 복제인간들도 인간과 똑같이 감정·의식을 지닌 존재인데, 장기수급용 '재고품'처럼 취급받으며 살해되거나 해체된다. 이는 단순한 과학적 윤리 문제를 넘어, 특정 집단의 인간화humanization와 탈인간화dehumanization의 역사적 패턴을 상기시키는 정치적·윤리적 알레고리이다.

SF적 과장을 통해 영화는 '생명 경시'가 불러올 디스토피아를 치밀하게 묘사한다. 《아일랜드》의 복제인간들이 자신의 정체성과 목적을 알게 되면서 벌이는 반란은 단순한 액션 시퀀스를 넘어, 인간 존재의 자기결정권과 존엄성에 대한 근본적 주장을 담고 있다. 그들의 투쟁은 "인간이란 무엇인가"에 대한 근원적 질문과 연결된다.

《6번째 날》과 《겟 아웃》 같은 영화들도 유사한 존재론적 질문을 다양한 방식으로 탐구한다. 《6번째 날》에서 주인공이 어느 날 집에 돌아오니, "자신과 똑같이 생긴 복제인간"이 이미 가족과 지내고 있다는 설정은 정체성의 독점적 소유권에 대한 질문을 던진다. 두 존재가 동일한 기억과 감정을 공유한다면, 누가 '진짜'인가? 이 질문은 개인 정체성의 연속성에 관한 로크와 흄의 철학적 논쟁을 환기시킨다.

《겟 아웃》은 복제가 아닌 다른 방식으로 신체의 도구화를 다룬다. 노화된 백인의 뇌를 젊은 흑인 신체에 이식하는 설정을 통해, 신체 소유권과 인종적 착취의 역사적 연속성을 비판적으로 조명한다. 이 영화는 "몸은 누구 것이냐"는 본질적 질문을 통해, 신체와 정체성의 관계, 그리고 권력 구조 속에서 신체가 어떻게 상품화되는지를 예리하게 분석한다.

이 모든 영화들은 복제 및 신체 기술이 단순한 과학적 성취를 넘어, 인간 존재의 정체성, 도덕적 지위, 그리고 존엄성에 대한 근본적 재고를 요구하는 복합적 현상임을 보여준다. 이들은 복제인간이 마주하는 '존재의 이유'에 관한 질문이 결국 우리 모두의 존재 의미에 대한 성찰로 이어짐을 강조한다.

국제법·윤리 규범의 현주소: 인간 존엄성 보호의 제도적 틀

복제인간에 관한 윤리적 논쟁은 철학적 담론을 넘어 구체적인 국제법과 윤리 규범으로 구현되고 있다. 이러한 제도적 틀은 생명윤리원칙에 기반을 두고 있으며, 인간 존엄성 보호라는 핵심 가치를 반영한다.

생명윤리원칙에서 본 복제인간 문제는 네 가지 핵심 원칙을 통해 조명될 수 있다. 첫째, 해악금지 Nonmaleficence 원칙에서 복제인간을 만들어 태어나게 한다면, 그 과정에서 정상적 발달을 보장받기 어려울 수 있고, 본인의 의지 없이 "실험체"처럼 부작용을 감수해야 할 위험이 있다. 이는 분명한 "해악"이 될 수 있다.

특히 돌리 양 복제 과정에서도 드러났듯, 수백 번의 실패 끝에 성공한 사례는 인간 복제에서도 유사한 실험적 시도가 필요함을 시사한다. 이는 태어날 복제인간에게 예측 가능한 위험을 부과하는 것으로, 의학윤리의 가장 기본적 원칙인 '해를 끼치지 말라'는 히포크라테스적 명령과 직접적으로 충돌한다.

둘째, 선행Beneficence 원칙에서 볼 때, 복제인간이 과연 누구의 이익을 위한 것인지 불분명하다. 원본 인간이나 기업 이윤을 위한 것이지, 복제인간 자신에게 이익이 되는가? 근본적 회의가 따른다. 의학적 개입은 항상 환자의 최선의 이익을 목표로 해야 하지만, 복제인간의 경우 그 '이익'의 정의와 대상이 모호해진다.

셋째, 자의결정Autonomy 원칙에서 볼 때, 배아 단계에서 탄생하게 된 복제인간은 자신이 태어나기 전 결정권이 없었다. 더구나 특정 목적(장기 제공, 재능 복제 등)을 위해 태어난 존재라면, 그 자율성은 태생적으로 제한될 수 있다. 이는 인간을 '목적 그 자체'로 대우해야 한다는 칸트적 윤리관에 위배된다.

넷째, 정의Justice 원칙에서 보면, 재생의학 발전을 위해 복제인간을 희생한다면, 이것이 공정한 분배와 기회균등에 부합하는가?

복제인간 차별 문제도 심각하다. 사회적 지위, 법적 권리, 재산권, 시민권 등에서 복제인간이 '이차적 인간'으로 취급될 위험은 정의의 원칙에 근본적 도전이 된다.

이러한 윤리적 고려를 반영해, 국제사회는 다양한 규제 체계를 발전시켜왔다. 배아 연구 윤리에서는 '14일 룰'이 중요한 기준이 되었다. 배아는 14일 이전까지만 연구할 수 있다는 이 국제적 가이드라인은 원시선primitive streak의 형성과 함께 개체의 고유성이 시작된다는 발생학적 이해를 반영한다. 그러나 복제배아를 착상하여 인간 출산 단계로 가져가는 것은 대부분 국가가 명시적으로 금지하고 있다.

생식 목적 복제인간을 허용하는 나라는 사실상 없으며, 임상 실험은 상상도 못하는 단계이다. 스페인, 프랑스, 독일, 한국 등에서 관련 법률이 명확히 금지 조항을 두고 있다. 이러한 법적 제약은 단순한 윤리적 우려를 넘어, 인간 존엄성을 법체계 내에서 보호하려는 제도적 노력을 보여준다.

치료용 복제는 상대적으로 논쟁의 여지가 있는 영역이다. 일부 국가(영국, 일본 등)에서는 윤리위원회 승인을 전제로 제한적 연구를 허용한다. 인간 생식 목적이 아니며, 난치병 치료 가능성을 모색한다는 점을 근거로 삼는다. 이는 기술의 이중적 용도dual use 에 대한 균형 잡힌 접근을 시도하는 예로 볼 수 있다.

시민사회와 국제협약의 역할도 중요하다. UNESCO의 "인간 게놈과 인권에 관한 보편선언" (1997)과 유엔 "인간복제 금지 선언" (2005) 등은 복제인간 문제를 세계적 차원에서 통제하려는 노력을 보여준다. 시민단체·종교계도 적극적으로 관여하며, 일부는 "치료용 복제"에 한정해 찬성/반대를 구분하는 등 다양한 입장을 표명한다.

이러한 국제법과 윤리 규범의 발전은 과학기술의 발전이 인간 존엄성이라는 근본 가치와 조화를 이루어야 한다는 사회적 합의를 반영한다. 법과 제도는 단순한 제약이 아니라, 과학적 진보가 인간성을 훼손하지 않도록 하는 안전장치로서 기능한다. 복제 기술의 윤리적 함의를 제도적으로 관리하는 이러한 노력은, 기술과 인간성 사이의 균형을 모색하는 현대 사회의 중요한 과제이다.

"우리는 어디까지 허락해야 할까?"

사회적 합의와 윤리적 가이드라인: 균형의 모색

복제기술과 줄기세포 연구의 접점은 윤리적·법적 고려의 복잡한 지형을 형성한다. 이 영역에서 우리는 기술적 가능성과 윤리적 한계 사이의 섬세한 균형을 모색해야 한다.

앞서 보았듯, 배아줄기세포를 확보하기 위한 '치료용 복제'와, 인간 출산을 목표로 하는 '생식용 복제'는 과학적으로 겹치는 부분이 많다. 본질적 기술인 체세포 핵치환SCNT는 동일하지만, 착상과 출산 여부만 다를 뿐이다. 이러한 기술적 연속성이 "한쪽(치료용 복제)을 허용하면, 다른 쪽(생식용 복제)이 은밀히 시도되지 않겠느냐"는 일종의 미끄러운 경사면 slippery slope 우려를 낳는다.

이러한 우려에 대응하기 위해, 명확한 법령과 강력한 감독 체계가 필요하다. '배아연구 규제법'과 '인간복제금지법' 등을 시행해, 임상시험은 물론 기초연구 단계에서도 엄격한 감독이 이루어져야 한다. 연구목적 배아의 사용에도 기한·조건을 설정하고, 14일 룰을 적용해 착상을 금지하며, 연구 종료 후 배아를 반드시 폐기하도록 의무화하는 등의 안전장치가 요구된다.

이러한 접근은 한스 요나스의 '책임의 원칙'을 반영한다. 요나스는 기술적 변화의 영향력이 커질수록, 그에 상응하는 책임의 범위도 확장되어야 한다고 주장했다. 인간 본성 자체를 변화시킬 수 있는 생명공학적 개입에는 특별히 신중한 접근이 필요하다는 것이다. 이는 "의심스러울 때는 자제하라"는 원칙으로 요약될 수 있다.

국제공조 또한 중요한 요소다. 특정 국가만 엄격 규제해도, 규제가 느슨한 다른 나라에서 '불법 시술'이 진행될 수 있다. 이른바 "복제인간 관광"의 가능성은 윤리적 규제를 국제적 차원에서 조율해야 할 필요성을 보여준다. 국제기구(WHO, ISSCR 등)를 통한 다자간 협력은 중요하다.

국제공조 및 규제와 연구 촉진의 균형: 진보와 한계 사이의 섬세한 경계

국제공조는 줄기세포 연구의 윤리적 경계를 설정하는 데 필수적 요소다. 특정 국가만 엄격하게 규제할 경우, 규제가 느슨한 지역으로 윤리적으로 문제가 있는 연구가 이동하는 '규제 쇼핑' 현상이 발생할 수 있다. 이른바 "복제인간 관광"의 가능성은 국경을 초월한 윤리적 프레임워크의 필요성을 강조한다. WHO, 국제줄기세포연구학회ISSCR 등 국제기구를 통한 다자간 협력은 단순한 행정적 조율을 넘어, 인류 공동의 윤리적 지평을 모색하는 시도라 할 수 있다.

복제인간 문제를 단순히 "과학계 vs. 윤리단체" 구도로만 볼 수는 없다. 이 복잡한 생태계에는 다양한 이해관계자들이 존재한다. 일부 환자는 "치료용 복제"로 유전자 일치 줄기세포를 얻어 난치병을 치료하기를 갈망하며, 이들에게 이 기술은 희망의 상징이다. 연구자나 바이오기업은 "혁신"을 내세워 성과를 내고자 하며, 투자 유치와 경쟁 압박 속에서 기술적 돌파구를 찾으려 한다. 한편 윤리학자·시민사회는 인간복제의 위험과 부작용, 장기적 파장을 경고하며 신중한 접근을 강조한다.

결국 **사회적 합의**를 통해 "치료용 복제 연구 범위"는 어느 정도 인정하면서도, "생식용 복제"는 금지하는 절충을 하는 것이 현재 세계적 주류 입장이다. 그러나 이러한 합의는 유동적이며, 기술 발달과 가치관 변화에 따라 미래에는 또 다른 단계적 허용/규제가 논의될 수도 있다. 이는 사회적 합의가 정적인 상태가 아닌, 과학과 윤리의 끊임없는 대화를 통해 형성되는 역동적 과정임을 보여준다.

이러한 대화는 규제의 이중적 특성을 인식해야 한다. 규제를 느슨하게 하면 불법 복제인간 시도가 나타날 우려가 있다. 초기 동물복제에서조차 기형·조기사망이 많았는데, 인간 실험은 더욱 심각한 윤리·안전 문제를 야기할 수 있다. 반면 지나치게 엄격한 규제는 "너무 보수적"이라는 비판을 받을 수 있다. 치료용 복제 연구마저 발목이 잡히면, 난치병 치료기술 개발이 지연될 수 있으며, 다른 나라가 발전할 때 뒤처진다는 산업·학술계 우려도 존재한다.

중도적 접근으로는 영국의 HFEA Human Fertilisation and Embryology Authority 모델이 주목받는다. 영국은 엄격한 심사를 거친 연구에 한해 "치료용 복제"를 제한적으로 허용하며, 착상 불가, 배아생성 후 14일 이내 폐기 등 조건 하에 연구를 진행할 수 있도록 한다. 일본 역시 재생의료법을 통해 유도만능줄기세포 iPSC 연구에 적극 투자하면서도, 생식 목적 복제인간은 금지하는 균형적 접근을 시도한다.

이러한 중도적 접근은 과학적 진보와 윤리적 경계 사이의 섬세한 균형을 모색하는 시도다. 그것은 기술의 가능성을 완전히 봉쇄하지 않으면서도, 그 적용에 명확한 윤리적 경계를 설정함으로써 인간 존엄성을 보호하려는 노력을 반영한다. 이는 단순한 규제적 타협이 아니라, 인간 본성과 기술의 관계에 대한 깊은 철학적 성찰을 담고 있다.

영화 속 복제인간의 메시지: 존재와 기술의 철학적 조명

　영화 속 복제인간 서사는 단순한 오락거리를 넘어, 인간 존재와 기술의 관계에 대한 깊은 철학적 질문들을 담고 있다. 그 핵심에는 "너는 누구냐?"라는 근본적 정체성의 질문이 자리한다.

　《블루프린트》에서 시리는 "내가 곧 이리스"라고 할 수도, "이리스가 아닌 별개 존재"라고 할 수도 없는 존재론적 모호성에 놓인다. 《아일랜드》의 주인공들은 자신들이 "복제"라는 사실을 몰랐다가 깨닫고 충격에 빠진다. 이처럼 대부분 복제인간 서사는 **정체성 위기**를 핵심 갈등축으로 삼는다.

　이는 철학적으로 지극히 중요한 질문을 제기한다. 유전자가 동일하다고 해서 동일한 존재인가? 인간 개성은 어디서 오는가? 환경·사회·자유의지가 결합된 결과가 아닐까? 이 질문들은 인간의 본질에 대한 근본적 탐구를 촉발한다. 철학자 로크가 제기한 "개인 정체성의 연속성"에 관한 질문이나, 데카르트의 "나는 무엇인가?"라는 성찰과도 맞닿아 있다.

복제인간이 원본의 '부품'으로만 존재한다면, 그것은 인격체로서의 권리를 박탈당한 노예 상태가 된다. 《아일랜드》는 이러한 극단적 도구화를 보여준다. 부자나 권력층이 자기 '보험'으로 복제인간을 키우는 설정은 윤리 파탄의 심층적 초상을 그린다. 그들은 복제인간을 사람이 아닌 "장기창고"나 "육체적 보험"으로만 바라보며, 죽이거나 해체해도 된다고 여긴다. 이는 극단적 "타자화"의 과정으로, 영화는 이를 잔혹하게 보여줘 시청자에게 "어찌 인간이 이럴 수 있나"라는 충격을 준다.

이러한 서사적 구조는 칸트의 정언명령을 강력하게 환기시킨다: "인간을 단순히 수단으로만 대하지 말고, 항상 동시에 목적으로 대하라." 복제인간을 단순한 도구로 환원하는 행위는 인간 존재의 본질적 존엄성에 대한 근본적 침해이며, 이는 모든 인간의 도덕적 지위에 관한 깊은 질문으로 확장된다.

"과학이냐, 윤리냐?"라는 이분법을 넘어, 영화는 이 두 영역이 서로 대립되는 것이 아니라 상호 보완적이어야 함을 시사한다. 실제로는 "과학 발전 vs. 윤리"라는 단순 대립이 아니라, 과학에도 윤리가 필요하고, 윤리도 과학 발전을 허용하되 안전장치로 작동해야 한다. 영화에서는 이런 복합적 현실보다는 긴장감을 위해 극단적 디스토피아나 이상주의를 보여줄 때가 많다. 그러나 관객은 그 과장 속에서 "우리가 어떤 사회를 원하는가?"라는 근본 질문을 만난다.

이러한 영화적 성찰은 단순한 기술적 논쟁을 넘어, 인간 존재의 본질과 가치에 대한 근본적 재고를 촉구한다. 과학과 기술이 제공하는 가능성이 인간 존재의 근본적 존엄성과 조화를 이루어야 한다는, 더 포괄적인 윤리적 비전을 모색하도록 한다. 영화는 이런 식으로 철학적 사유의 공간을 열어, 복제 기술이 제기하는 실존적·윤리적 도전에 대한 깊은 성찰의 기회를 제공한다.

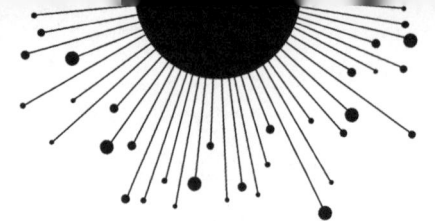

맺음말

어디까지 허락해야 할까?

이제 우리에게 남은 질문은 단순히 "복제인간을 허용할 것인가 말 것인가?"가 아니다. **과학기술의 발전 속도와 윤리·법·규범**의 대응 속도 간의 불일치가 갈수록 심화될 것이기 때문이다. 당장 생식 목적 인간복제는 전 세계가 금지하고 있어, 영화적 상상에 그치고 있지만, 치료용 복제나 유전자 가위CRISPR 기술이 더 발전하면 '의도치 않은' 복제 시도가 발생할 가능성도 배제할 수 없다.

우리가 모색해야 할 것은 **법·윤리가 결합한 강력한 사회적 기제**다. 국제 협약을 통해 생식용 복제를 전면 금지하고, 연구용 복제에서도 배아 사용 기간을 엄격히 제한하는 식으로, "할 수 있는 일"과 "해서는 안 될 일"을 명확히 구분해야 한다. 동시에 **과학계 내부의 자정 작용**도 중요하다. 연구자들이 스스로 책임감을 갖고, 윤리위원회·동료평가·공개적 토론을 통해 위험한 연구를 견제하고, 동시에 난치병 치료 연구는 투명하게 추진해야 한다.

대중·시민의 관여 역시 핵심적 요소다. 영화가 던지는 큰 울림은, 보통 사람이 복제인간 문제를 현실 문제로 인식하게 만든다는 점이다. 시민사회가 적극적으로 목소리를 내지 않으면, 자본과 일부 과학자들의 목표에 의해 복제기술이 오·남용될 위험이 있다. 복제 기술은 단순한 과학적 문제가 아니라, 우리 사회가 지향하는 가치와 인간성에 대한 근본적 물음을 담고 있기 때문이다.

"우리는 어디까지 허락해야 할까?"라는 화두는 결코 쉽지 않은 질문이다. **복제인간은 분명 이론적으로 가능**하지만, 그 대가가 인류 사회의 윤리·가치체계를 무너뜨릴 수도 있다는 사실을 영화들이 생생히 보여주고 있다. 과학은 가치중립적이지만, 과학을 어떻게 이용할지는 전적으로 인간의 '합의'에 달려 있다. 그리고 그 합의를 이루는 과정은 더 많은 정보, 열린 토론, 그리고 지속적 감시가 필요하다.

복제인간 논쟁은 **줄기세포와 복제기술의 만남**이라는 과학적 토대에서 비롯되지만, 문제의 핵심은 윤리와 인간 존엄성, 그리고 사회 규범에 있다. 《블루프린트》에서 시리는 "나는 무엇을 위해 태어났나?"라는 절규를 남기고, 《아일랜드》의 클론들은 "장기 수확"이라는 끔찍한 운명을 깨닫고 도망친다. 이 모든 서사는 "인간 복제 기술이 현실화되면, 과연 그 복제된 존재들은 어떻게 살 것인가?"라는 질문을 우리에게 던진다.

과학적 측면만 보자면, 배아 단계에서 만능 줄기세포를 얻을 수 있고, 이론적으로 인간복제도 가능해 보인다. 그러나 전 세계가 합의하듯, "생식용 복제"는 금지해야 한다는 것이 지배적 의견이다. 난치병 치료를 위한 "치료용 복제"조차도 극도로 제한적으로만 허용하거나, 대안으로서 유도만능줄기세포$_{iPSC}$ 연구를 선호하는 추세다. 그럼에도 일부 극단적 연구자나 조직이 음지에서 위험한 실험을 감행할 우려도 존재한다.

"과학이냐 윤리냐?"라는 이분법은 부정확할 수 있다. 올바른 과학은 윤리와 함께 갈 수 있고, 윤리적 고려가 과학의 '인류에 대한 공헌'을 정당화해주기 때문이다. 복제인간 테마를 다룬 영화들을 볼 때 그 이면의 "과학적 가능성과 윤리적 책임"을 함께 떠

올려 보는 것이 중요하다. 그리고 "우리는 어떤 미래를 만들 것인가?"라는 질문에 대해, 사회 구성원으로서 함께 참여하고 논의해 나가야 한다.

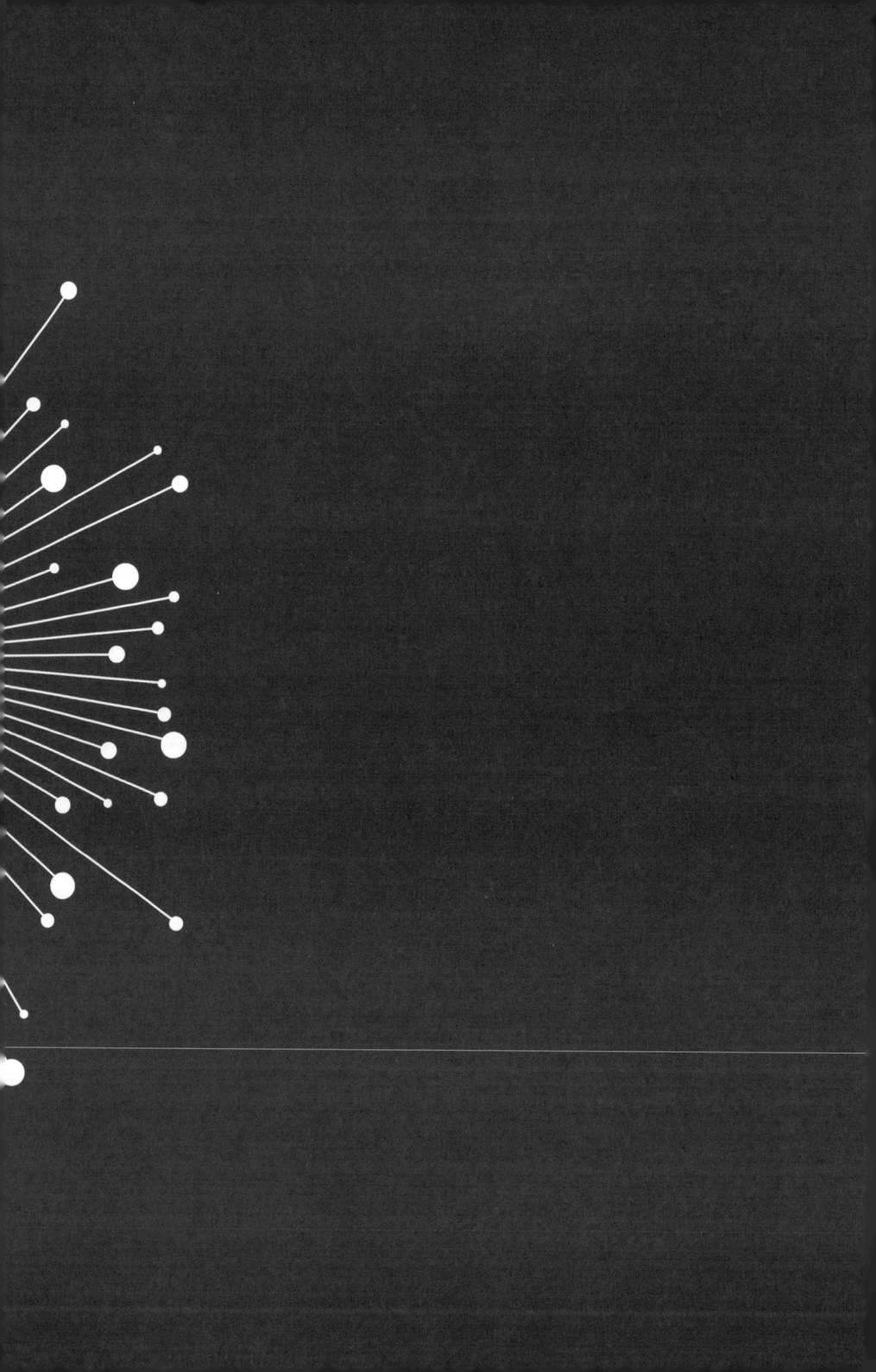

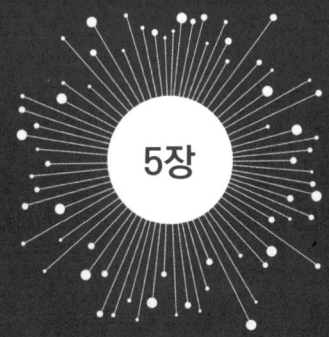

5장

《미키 17》: 복제인간과 생명의 가치

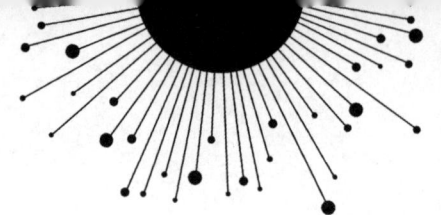

들어가며

봉준호 감독의 《미키 17》은 복제인간이라는 소재를 통해 생명의 가치와 인간 존엄성에 대한 깊은 질문을 던지는 작품이다. 영화는 2054년 미래를 배경으로, 죽음을 반복하는 '소모품' 인간의 이야기를 그리고 있다. 이 작품은 단순한 SF 스펙터클을 넘어 자본주의 사회에서 인간이 도구화되는 현실, 식민지 개척이라는 명목하에 자행되는 폭력, 그리고 복제 기술이 초래할 수 있는 윤리적 딜레마를 예리하게 파고든다.

본 장에서는 《미키 17》에 나타난 복제인간의 서사와 그것이 제기하는 생명윤리적 질문들을 살펴보고자 한다. 또한 이 영화가 앞서 다룬 《블루프린트》, 《아일랜드》와 같은 복제인간 테마 영화들과 어떤 공통점과 차이점을 가지는지, 그리고 줄기세포 기술의 발전과 함께 이러한 윤리적 질문들이 어떻게 더욱 현실적인 문제로 다가오고 있는지 탐구할 것이다.

《미키 17》의 세계관과 복제인간 설정

소모품으로서의 인간: '익스펜더블'의 의미

《미키 17》의 세계에서 '익스펜더블Expendable'은 위험한 임무를 수행하고 죽음을 반복하는 소모품 인간을 지칭한다. 주인공 미키 반스(로버트 패틴슨)는 실패한 사업과 빚 때문에 니플하임 행성 개척대에 합류하며, 계약서의 세부 조항을 제대로 읽지 않은 채 '익스펜더블'이라는 직책을 맡게 된다.

이 설정은 현대 사회에서 노동자가 단순한 '부품'으로 취급되는 현실을 극단적으로 보여준다. 미키는 죽음을 통해 과학적 데이터를 수집하는 도구로 전락하며, 그의 희생은 당연시된다. 영화 초반, 미키 17이 균열에 빠졌을 때 친구 티모(스티븐 연)가 보이는 무심한 태도("멋진 죽음 되길. 내일 보자")는 인간 생명이 얼마나 경시되고 있는지를 상징적으로 보여준다.

이러한 설정은 줄기세포 연구와 복제 기술이 발전함에 따라 제기되는 근본적인 윤리적 질문과 맞닿아 있다. 만약 인간을 복제할 수 있다면, 복제된 존재의 도덕적 지위는 무엇인가? 그들은 원본과 동등한 권리를 가져야 하는가, 아니면 단순한 도구로 취급될 수 있는가?

복제와 기억 전이의 기술적 설정

영화에서는 지구에서 금지된 기술을 사용하여 미키의 신체를 복제하고 기억을 전이하는 과정이 묘사된다. 미키가 죽을 때마다 그의 신체는 '사이클러'라는 장치에 던져지고, 새로운 미키가 출력되어 이전 기억을 주입받는다.

이 과정은 현재 연구되고 있는 줄기세포 기술, 특히 유도만능 줄기세포iPSC와 체세포 핵치환 기술의 극단적 발전 형태로 볼 수 있다. 실제로 과학자들은 체세포에서 줄기세포를 만들고, 이를 다양한 조직으로 분화시키는 연구를 진행 중이다. 《미키 17》은 이러한 기술이 인간 전체를 복제하는 단계까지 발전했을 때의 시나리오를 그리고 있다.

영화에서 흥미로운 점은 복제된 미키들이 서로 다른 성격을 가진다는 것이다. 미키 17이 온순하고 순응적인 반면, 미키 18은 공격적이고 자기주장이 강하다. 이는 동일한 유전자와 기억을 가진 존재라도 미묘한 차이가 발생할 수 있음을 보여주며, 정체성이 단순히 유전자나 기억의 총합이 아니라는 철학적 질문을 던진다.

자아와 정체성의 문제: 두 미키의 공존

"나는 누구인가?": 복제인간의 실존적 질문

영화의 중심 갈등은 미키 17이 예상치 못하게 생존하면서 시작된다. 그가 돌아왔을 때 이미 미키 18이 생성되어 있고, 두 미키가 동시에 존재하는 '멀티플Multiple' 상황이 발생한다. 이는 식민지 지도자 케네스 마샬(마크 러팔로)의 엄격한 규칙을 위반하는 것이며, 두 미키는 살아남기 위해 비밀리에 교대로 생활하기로 합의한다.

이 설정은 《블루 프린트》에서 복제인간 시리가 겪는 정체성 혼란과 유사하지만, 더 복잡한 양상을 띤다. 미키 17과 18은 동일한 기억을 공유하지만 점차 다른 경험을 쌓아가며 서로 다른 개체로 분화된다. 이는 "내가 나인 이유는 무엇인가?"라는 철학적 질문을 제기한다. 만약 동일한 기억과 외모를 가진 두 존재가 있다면, 누가 '진짜' 미키인가?

이러한 질문은 줄기세포 연구와 복제 기술이 발전함에 따라 더욱 현실적인 문제로 다가올 수 있다. 인간의 정체성이 단순히 유전자나 기억의 총합이 아니라면, 복제된 존재의 도덕적 지위와 권리는 어떻게 정의되어야 하는가?

자기 수용과 통합의 여정

《미키 17》의 독특한 점은 두 미키가 서로를 적대시하는 것을 넘어, 점차 서로의 존재를 인정하고 협력하게 된다는 것이다. 미키 17은 온순하고 타인을 배려하는 성격이지만 자기주장이 약한 반면, 미키 18은 공격적이고 자기주장이 강하다. 두 미키는 서로 다른 성격을 가졌지만, 결국 이는 하나의 인간이 가진 다양한 측면을 상징한다고 볼 수 있다.

영화는 이를 통해 자기 수용과 통합의 메시지를 전달한다. 미키 17이 자신의 가치를 발견하고 자기주장을 하게 되는 과정, 그리고 미키 18이 타인을 배려하는 법을 배우는 과정은 한 인간이 자신의 다양한 측면을 인정하고 통합하는 여정을 상징한다. 이는 "자신을 먼저 사랑해야 다른 이들을 제대로 사랑할 수 있다"는 메시지로 이어진다.

이러한 주제는 줄기세포 연구의 윤리적 측면과도 연결된다. 기술의 발전이 인간의 존엄성과 정체성을 훼손하지 않으면서 이루어지기 위해서는, 우리는 인간 존재의 복잡성과 다양성을 인정하고 존중해야 한다.

권력과 착취의 구조: 식민지 개척의 이면

정치적 풍자: 마샬 부부의 권위주의

《미키 17》에서 식민지 지도자 케네스 마샬과 그의 아내 일파는 권위주의와 부패한 정치의 상징으로 그려진다. 마샬은 지구에서 두 번이나 선거에 패배한 실패한 정치인으로, 니플하임 행성을 자신만의 왕국으로 만들려는 야망을 품고 있다. 그의 붉은 모자와 행동 방식은 특정 정치인을 연상시키며 날카로운 정치적 풍자를 담고 있다.

이러한 설정은 과학기술이 권력과 결합했을 때 발생할 수 있는 위험성을 경고한다. 마샬 부부는 '유전적으로 순수한' 식민지를 건설하려는 우생학적 비전을 가지고 있으며, 이를 위해 원주민인

'크리퍼'들을 학살하려 한다. 이는 과학기술이 특정 이데올로기나 권력의 도구로 전락할 때의 위험성을 보여준다.

줄기세포 연구와 복제 기술 역시 이러한 위험에서 자유롭지 않다. 누가 이 기술을 통제하고, 어떤 목적으로 사용하는가에 따라 인류에게 축복이 될 수도, 재앙이 될 수도 있다. 《미키 17》은 이러한 기술이 권력과 결합했을 때의 디스토피아적 시나리오를 그리며, 과학기술의 발전이 윤리적 성찰과 민주적 통제를 동반해야 함을 강조한다.

원주민과의 관계: 공존의 가능성

영화에서 중요한 전환점은 미키 17이 니플하임 행성의 원주민인 '크리퍼'들과 평화적 관계를 맺게 되는 것이다. 처음에는 위협적으로 보였던 크리퍼들이 실제로는 지적 생명체이며, 미키를 구해준 것으로 밝혀진다. 이는 '타자'에 대한 우리의 선입견과 공포가 얼마나 근거 없는 것인지를 보여준다.

이 주제는 《미키 17》을 단순한 복제인간 이야기를 넘어 식민주의와 환경주의에 대한 비판으로 확장시킨다. 마샬이 크리퍼들을 신경 가스로 몰살시키려는 계획은 역사적으로 반복되어 온 식민지 학살의 패턴을 연상시킨다. 반면 미키와 나샤(나오미 애키)가 크리퍼들과 소통하고 공존의 길을 모색하는 것은 다른 가능성을 제시한다.

이는 줄기세포 연구와 생명공학 기술이 제기하는 윤리적 질문과도 연결된다. 우리는 이 기술을 통해 다른 생명체를 지배하고 조작할 권리가 있는가? 아니면 모든 생명체와의 공존과 상호 존중을 추구해야 하는가? 《미키 17》은 후자의 가치를 지지하며, 기술의 발전이 생명 존중의 원칙과 함께 이루어져야 함을 강조한다.

희생과 저항: 시스템에 맞서는 방법

미키 18의 희생: 대체 가능성의 역설

영화의 클라이맥스에서 미키 18은 마샬을 제거하기 위해 자신의 몸에 심어진 폭탄을 터뜨려 스스로를 희생한다. 이는 '대체 가능한' 존재로 취급받던 미키가 역설적으로 자신의 희생을 통해 불의한 시스템에 저항하는 순간이다.

이 장면은 복제인간이라는 설정의 아이러니를 극대화한다. 시스템은 미키를 소모품으로 취급하지만, 미키 18의 자발적 희생은 그가 단순한 도구가 아니라 도덕적 선택을 할 수 있는 온전한 인격체임을 증명한다. 그의 희생은 단순한 죽음이 아니라, 의미 있는 선택이자 저항의 행위이다.

이는 줄기세포 연구와 복제 기술이 제기하는 근본적인 윤리적 질문과 연결된다. 복제된 존재가 원본과 동등한 도덕적 지위와 권리를 가져야 하는가? 《미키 17》은 이 질문에 명확한 '예'라고 답하며, 모든 생명체는 그 기원과 상관없이 존엄성을 가진다는 메시지를 전달한다.

시스템 해체와 새로운 시작

영화의 결말에서 미키 17은 복제 장치를 파괴하는 상징적인 행위를 통해 '익스펜더블' 시스템을 종식시킨다. 이는 단순히 개인적 저항을 넘어, 불의한 시스템 자체를 해체하고 새로운 시작을 알리는 행위이다.

나샤가 식민지의 새로운 정치 지도자로 선출되고, 인간과 크리퍼가 공존하는 새로운 사회가 시작된다는 결말은 희망적인 메시지를 담고 있다. 이는 기술의 발전이 반드시 디스토피아로 이어지는 것이 아니라, 우리의 선택에 따라 더 나은 사회를 만들 수 있다는 가능성을 제시한다.

이러한 메시지는 줄기세포 연구와 생명공학 기술의 미래에 대해서도 시사하는 바가 크다. 이 기술들은 그 자체로 선악을 넘어선 도구이며, 어떻게 사용하고 규제하느냐에 따라 인류에게 축복이 될 수도, 재앙이 될 수도 있다. 《미키 17》은 기술의 발전이 민주적 통제와 윤리적 성찰을 동반할 때, 더 나은 미래를 만들 수 있다는 희망을 제시한다.

《미키 17》와 다른 복제인간 영화의 비교

《블루프린트》, 《아일랜드》와의 공통점과 차이점

《미키 17》은 《블루프린트》, 《아일랜드》와 같은 이전의 복제인간 테마 영화들과 여러 공통점을 공유한다. 세 영화 모두 복제인간의 정체성 문제, 원본과의 관계, 그리고 복제인간이 단순한 도구로 취급되는 윤리적 문제를 다룬다.

그러나 《미키 17》은 몇 가지 중요한 차이점을 보인다. 첫째, 《블루프린트》와 달리 미키는 '원본'이 아닌 복제본들 간의 관계와 정체성을 탐구한다. 미키 17과 18은 동일한 기억을 공유하지만 서로 다른 성격을 발전시키며, 이는 유전자 결정론을 넘어선 환경과 경험의 중요성을 강조한다.

둘째, 《아일랜드》가 복제인간들이 자신의 정체성을 모르는 상태에서 시작하는 반면, 《미키 17》에서는 주인공이 처음부터 자신이 복제인간임을 알고 있다. 이는 정체성의 혼란보다는 복제된 존재로서의 삶의 의미와 가치에 대한 더 깊은 성찰을 가능하게 한다.

셋째, 《미키 17》은 복제인간과 원주민(크리퍼)의 관계를 통해 식민주의와 타자화에 대한 비판적 시각을 제시한다. 이는 단순한 복제 윤리를 넘어 더 넓은 사회적, 정치적 맥락으로 이야기를 확장시킨다.

《6번째 날》과의 비교: 복제와 기억의 관계

《6번째 날》(2000)은 아놀드 슈워제네거가 주연한 영화로, 주인공이 자신도 모르는 사이에 복제되어 두 명의 동일인이 존재하게 되는 상황을 그린다. 이 영화는 《미키 17》과 마찬가지로 두 개의 동일한 존재가 공존할 때 발생하는 윤리적, 실존적 문제를 다룬다.

그러나 《6번째 날》에서는 복제본이 원본의 기억을 완벽히 복제받아 구분이 불가능한 반면, 《미키 17》에서는 같은 기억에서 시작했지만 점차 다른 경험을 통해 서로 다른 개체로 발전한다. 이는 정체성이 단순한 기억의 연속성을 넘어 지속적인 경험과 선택의 결과임을 시사한다.

또한 《6번째 날》이 불법 복제 기술의 위험성과 윤리적 문제에 초점을 맞추는 반면, 《미키 17》은 합법화된 복제 시스템 내에서 복제인간의 존재 가치와 자기결정권에 더 주목한다. 이는 기술 자체의 문제보다 그 기술이 어떻게 사회적으로 통합되고 규제되는지에 대한 질문으로 이어진다.

《겟 아웃》과의 연결: 신체의 도구화와 착취

《겟 아웃》(2017)은 복제 기술을 직접 다루지는 않지만, 흑인의 신체를 백인의 뇌를 이식하는 도구로 사용하는 설정을 통해 신체의 도구화와 인종적 착취를 비판적으로 조명한다. 이는 《미키 17》에서 '익스펜더블'이 위험한 임무에 반복적으로 희생되는 설정과 유사한 착취 구조를 보여준다.

두 영화 모두 특정 집단(《겟 아웃》에서는 흑인, 《미키 17》에서는 복제인간)이 다른 집단의 이익을 위해 도구화되는 시스템을 비판한다. 그러나 《겟 아웃》이 현대 미국 사회의 인종 문제를 알레고리로 다룬다면, 《미키 17》은 계급적 착취와 노동 소외의 문제를 더 강조한다.

《미키 17》는 이러한 다양한 복제인간 서사들의 전통을 계승하면서도, 복제인간 간의 관계, 식민주의 비판, 노동 착취 등 새로운 주제들을 통합하여 더욱 복합적인 이야기를 제시한다. 이는 복제 기술에 대한 단순한 찬반을 넘어, 그 기술이 구현되는 사회적 맥락과 권력 구조에 대한 더 깊은 성찰을 요구한다.

줄기세포 연구와 복제 윤리의 현실적 함의

현대 줄기세포 연구의 윤리적 경계

《미키 17》이 제시하는 복제인간 시나리오는 현재 줄기세포 연구와 복제 기술이 직면한 윤리적 질문들과 밀접하게 연결된다. 현대 과학에서 인간 복제는 엄격히 금지되어 있지만, 줄기세포 연구와 체세포 핵치환 기술은 계속 발전하고 있다.

특히 유도만능줄기세포iPSC 기술은 체세포를 재프로그래밍하여 다양한 조직으로 분화시킬 수 있는 가능성을 제시한다. 이는 《미키 17》에서 보여주는 복제 기술과 직접적으로 연결되지는 않지만, 세포의 운명이 고정된 것이 아니라 변화할 수 있다는 개념을 공유한다.

현재 과학계는 '치료용 복제'와 '생식용 복제'를 엄격히 구분하며, 후자는 국제적으로 금지하고 있다. 그러나 기술의 발전에 따라 이 경계가 모호해질 가능성도 존재한다. 《미키 17》은 이러한 기술이 상용화되고 제도화되었을 때 발생할 수 있는 윤리적 딜레마를 선제적으로 탐구한다.

노동 착취와 인간 존엄성의 문제

《미키 17》에서 '익스펜더블'이 위험한 임무에 반복적으로 투입되는 설정은 현대 사회의 노동 착취 문제를 상징적으로 보여준다. 이는 줄기세포 연구나 임상시험에서 취약 계층이 부당하게 이용될 수 있는 위험성과 연결된다.

의학 연구에서 '정의Justice'의 원칙은 연구의 위험과 이익이 공정하게 분배되어야 함을 강조한다. 그러나 현실에서는 경제적으로 취약한 계층이 임상시험의 위험을 더 많이 부담하고, 그 혜택은 부유층에게 집중되는 경향이 있다. 《미키 17》의 발전이 사회적 정의와 함께 이루어져야 함을 상기시킨다.

미래 기술 발전에 대한 성찰

《미키 17》은 단순한 SF 오락물을 넘어, 과학 기술의 발전 방향에 대한 중요한 질문을 던진다. 영화는 기술 자체의 선악을 판단하기보다, 그 기술이 어떤 사회적 맥락에서 어떻게 사용되는지가 중요함을 강조한다.

현대 줄기세포 연구와 재생의학은 난치병 치료와 인간 건강 증진에 큰 잠재력을 가지고 있다. 그러나 이러한 기술이 특정 집단의 이익만을 위해 사용되거나, 인간 존엄성을 훼손하는 방식으로 발전한다면 그것은 진정한 의미의 진보라고 할 수 없다.

《미키 17》은 복제 기술이 인간의 도구화와 착취로 이어지는 디스토피아적 시나리오를 보여주면서도, 미키와 나샤가 이끄는 저항과 새로운 사회 건설을 통해 기술과 인간성이 조화를 이룰 수 있는 가능성을 제시한다. 이는 현대 줄기세포 연구와 생명공학이 나아가야 할 방향에 대한 중요한 시사점을 제공한다.

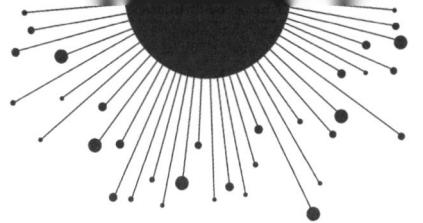

맺음말

복제 너머의 인간성

《미키 17》은 복제인간이라는 SF적 설정을 통해 인간 존재의 본질과 가치에 대한 근본적인 질문을 던진다. 영화는 단순히 복제 기술의 위험성을 경고하는 데 그치지 않고, 그 기술이 구현되는 사회적 맥락과 권력 구조를 비판적으로 조명한다.

미키 17과 18의 여정은 유전자와 기억이 동일하더라도 경험과 선택을 통해 서로 다른 개체로 발전할 수 있음을 보여준다. 이는 인간의 정체성이 단순한 생물학적 결정론을 넘어선다는 메시지를 담고 있으며, 모든 생명체가 그 기원과 상관없이 고유한 가치와 존엄성을 지닌다는 인식으로 이어진다.

또한 영화는 식민주의, 노동 착취, 권위주의적 통치 등 현대 사회의 여러 문제들을 미래 SF 설정으로 투영하며, 과학 기술의 발전이 이러한 문제들을 해결하는 방향으로 이루어져야 함을 강조한다.

줄기세포 연구와 재생의학이 급속도로 발전하는 현시점에서, 《미키 17》이 제기하는 윤리적 질문들은 단순한 영화적 상상을 넘어 우리가 진지하게 고민해야 할 현실적 과제이다. 기술의 발전이 인간의 존엄성과 사회적 정의를 훼손하지 않으면서 인류의 건강과 복지를 증진시키는 방향으로 나아가기 위해서는, 과학자, 정책 입안자, 그리고 시민 모두의 비판적 성찰과 참여가 필요하다.

《미키 17》은 복제 기술의 디스토피아적 가능성을 경고하면서도, 동시에 그 기술이 인간성과 조화를 이룰 수 있는 희망적 비전을 제시한다. 이러한 균형 잡힌 시각은 현대 줄기세포 연구와 생명공학이 나아가야 할 방향에 대한 중요한 지침이 될 수 있을 것이다.

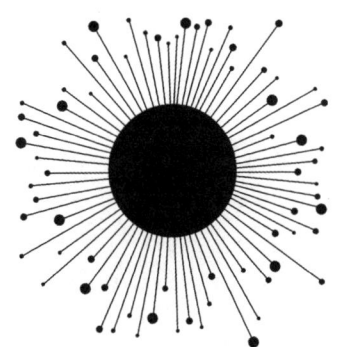

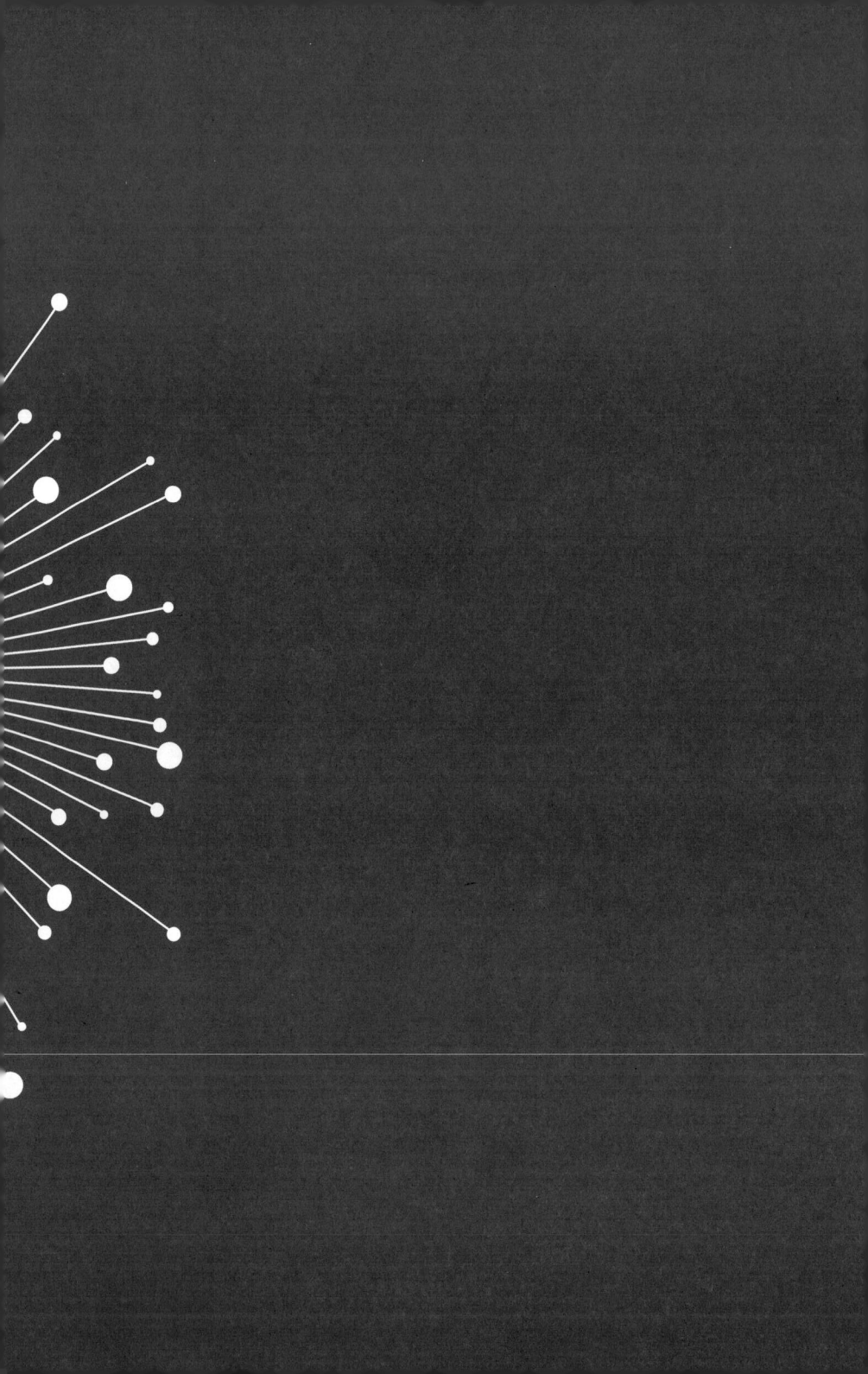

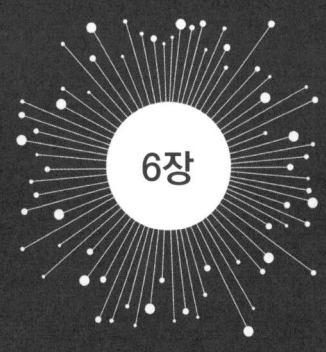

파킨슨·치매·뇌 손상: 신경재생의 첨단

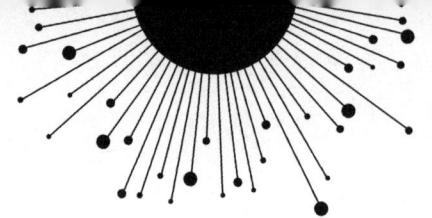

들어가며

"한 번 손상된 뇌나 척수는 회복 불가능하다"는 것은 의학계에서 오래된 상식이었다. 그러나 최근 줄기세포와 유전자치료 기술의 진전으로 인해, 이런 인식을 바꿀 수 있는 작은 가능성들이 곳곳에서 나타나고 있다. 영화나 드라마 속에서도 "깨어날 수 없을 것 같았던 환자"가 기적처럼 호전되는 이야기가 종종 그려지며, 시청자들에게 엄청난 감동을 선사한다. 하지만 실제 임상에서는 여전히 쉽지 않은 길이고, 중추신경계 재생에 성공하기 위해선 수많은 연구와 도전, 그리고 윤리적 고민이 뒤따른다.

이 장에서는 《사랑의 기적: 깨어남(파킨슨)》, 《내 머리 속의 지우개(알츠하이머)》, 《1리터의 눈물(척수소뇌변성증)》 같은 작품들을 통해 파킨슨병·치매·희귀 신경퇴행성 질환 등이 주는 무력감과, 그 속에서 줄기세포·신경재생 연구가 어떻게 희망을 제공하는지 살펴볼 것이다. 또 임상사례, 유도만능줄기세포$_{iPSC}$ 기반 세포치료, 유전자치료와의 협업 등에 대한 내용을 심층적으로 다루면서, "정말 중추신경계 재생이 가능한가?"라는 큰 물음에 접근해본다.

중추신경계 재생 가능한가?

한 번 손상되면 회복 어려운 뇌·척수: 신경재생의 도전

뇌와 척수로 구성된 중추신경계는 "신경세포가 한 번 죽거나 손상되면 거의 재생되지 않는다"는 것이 전통적 의학 관점이었다. 비록 말초신경계는 부분적 재생이 가능하지만, 중추신경계 뉴런은 분열 능력이 제한적이고, 환경적 억제물질이 많다. 이러한 생물학적 특성으로 인해 파킨슨병, 알츠하이머병, 척수손상 등의 환자들은 보통 "돌이킬 수 없는 경로"를 밟는다고 여겨져 왔다.

이러한 패러다임은 인간 존재의 취약성을 극명하게 보여준다. 중추신경계는 우리의 정체성, 기억, 인지, 운동 능력의 핵심으로, 그 손상은 단순한 신체적 기능 상실을 넘어 존재 방식 자체의 근

본적 변화를 의미한다. 뇌의 회복 불가능성이라는 관점은 인간의 유한성과 취약성에 대한 심오한 상기였다.

그러나 1990년대 이후 일부 동물실험에서, "뇌에도 어느 정도 신경줄기세포NSC가 존재해 뉴런이 새로 생길 수 있다"는 발견이 보고되었다. 이는 중추신경계의 불변성이라는 기존 패러다임을 뒤흔드는 혁명적 전환점이었다. 특히 해마hippocampus와 뇌실하영역에서 성체 신경줄기세포가 발견되면서, 뇌의 제한적이나마 자기 재생 능력이 확인되었다.

또한 줄기세포 이식을 통해 손상된 부위를 보강할 가능성이 제기되었다. 예컨대 파킨슨병 쥐 모델에게 도파민성 뉴런 전구체를 이식하면, 일부 운동기능이 회복된다는 결과가 등장했다. 이 연구들이 학계에 "뇌 신경재생도 완전히 불가능하진 않다"는 희망을 불어넣었다.

그러나 여전히 임상적 난제가 산적해 있다. 뇌는 수많은 뉴런 간의 시냅스로 연결된 복잡한 네트워크다. 단순히 세포를 주입한다고 해서 이 정교한 연결망이 재구축되기는 어렵다. 각 뉴런은 수천 개의 시냅스를 형성하며, 이 연결의 패턴이 기능과 기억의 기반이 된다. 손상된 네트워크를 정확히 복원하는 것은 현대 과학이 직면한 가장 복잡한 도전 중 하나이다.

면역 및 염증 반응도 중대한 장벽이다. 뇌는 외부 세포를 '이물질'로 인식해 거부하거나 염증 반응을 일으킬 수 있다. 또한 혈액-뇌 장벽Blood-Brain Barrier, BBB은 혈류에서 뇌로의 물질 이동을 제한하므로, 치료제나 이식 세포의 효과적 전달을 방해한다. 이는 신경재생 시도에서 반드시 극복해야 할 생물학적 장벽이다.

종양화 위험도 심각하게 고려해야 한다. 배아줄기세포나 유도만능줄기세포iPSC를 이용할 경우, 미분화 세포가 자칫 종양(테라토마 등)을 형성할 위험이 있다. 생명을 위협하는 뇌종양 발생은 치료보다 더 심각한 문제를 야기할 수 있으므로, 안전성 확보가 최우선 과제다.

이러한 도전에도 불구하고, 신경재생 연구는 계속해서 발전하고 있다. 줄기세포 이식의 접근 방법이 정교해지고, 세포 분화 조절 능력이 향상되면서, 한때 불가능하다고 여겨졌던 신경재생의 가능성이 조금씩 현실화되고 있다. 이 과정은 단순한 의학적 진보를 넘어, 인간 존재의 재생과 회복에 관한 근본적 이해의 확장이다.

영화가 담은 환자·가족의 고통과 희망

파킨슨병의 진행, 치매로 인한 기억 상실, 희귀질환의 무력감:
존재의 소실과 인간성의 지평

파킨슨병의 진행, 치매로 인한 기억 상실, 희귀질환의 무력감: 존재의 소실과 인간성의 지평

영화는 신경퇴행성 질환의 진행과 그로 인한 존재론적 위기를 감동적으로 그려낸다. 《사랑의 기적: 깨어남(파킨슨)》은 환자들이 무표정·떨림·경직으로 일상생활이 곤란해지는 모습을 생생히 보여준다. 도파민 투여(레보도파)로 일시적 호전을 보이나 장기적으로는 약물 내성·부작용을 겪는 환자들의 현실은 단순한 의학적 사례가 아니라, 인간 존재의 취약성에 대한 심오한 성찰을 불러일으킨다.

이 작품이 주는 감동의 근간은 "한때 정상적이었던 사람이 점점 몸이 굳어버리는" 질병의 비극성이며, "짧은 호전 후 다시 병세가 찾아오는" 절망적 순환구조다. 이는 단순한 신체적 장애를 넘어, 주체성과 자율성의 상실이라는 존재론적 위기를 담고 있다. 메를로-퐁티가 말했듯, 인간의 몸은 단순한 물리적 대상이 아니라 세계를 경험하고 이해하는 매개체이다. 그러므로 신체적 기능의 상실은 세계와의 관계 자체를 근본적으로 변화시킨다.

《내 머리 속의 지우개》는 알츠하이머병에 걸린 젊은 여성이 사랑하는 사람조차 기억 못 하게 되는 서사를 통해 정체성과 기억의 관계에 대한 본질적 질문을 던진다. 영화는 감정적으로 충격적인 순간—사랑했던 연인의 얼굴과 이름이 떠오르지 않는 장면—에 집중함으로써, 기억의 상실이 단순한 인지 기능의 저하가 아니라 자아의 근본적 해체를 의미함을 보여준다.

이 영화는 로크가 제시한 '인격적 정체성'의 연속성에 관한 철학적 질문을 현대적 맥락에서 재해석한다. 만약 나의 과거 경험에 대한 기억이 사라진다면, 내가 여전히 '나'로 남아있다고 할 수 있을까? 기억의 상실은 단순한 정보의 소실이 아니라, 존재 자체의 파편화를 의미한다. 알츠하이머병은 이러한 철학적 물음을 생생한 인간적 현실로 구현하는 질환이다.

치매는 환자 본인은 물론 가족도 깊이 고통받는 질환이다. 간병부담, 정신적 소모, 재정적 압박 등이 커서 "한 사람이 아프면 온 가족이 고통받는다"는 말이 나온다. 이는 인간 존재가 본질적으로 관계적이며, 개인의 고통이 사회적 맥락 속에서 확산되고 공유된다는 사실을 보여준다. 간병의 윤리는 단순한 의무가 아니라, 타자의 취약성에 응답하는 레비나스적 '책임'의 구현이다.

《1리터의 눈물》은 척수소뇌변성증 진단을 받은 주인공 아야가 점차 보행장애·언어장애를 겪다가 10여 년 만에 사망에 이르는 실화를 담았다. 의학적으로는 뇌와 척수가 서서히 퇴행하는 희귀 질환으로, 현재까지 완치법이 없는 상태다. 이 작품은 "어떤 치료도 효과가 없다"는 무력감과, 그럼에도 희망의 끈을 놓지 않으려는 투쟁을 감동적으로 그려낸다.

이 서사는 카뮈의 '부조리'와 '반항' 개념을 연상시킨다. 치료법이 없는 질병이라는 부조리한 상황 속에서도, 주인공은 자신의 존엄성을 지키기 위해 투쟁한다. 이는 희망 없는 상황에서도 인간적 의미를 창출하려는 실존적 노력이며, '부조리한 세계에서의 반항'을 통해 인간적 존엄을 지키려는 시도이다. 영화는 이러한 철학적 주제를 추상적 논의가 아닌, 구체적 인간 경험의 형태로 제시한다.

이러한 영화들은 단순한 오락거리를 넘어, 인간 존재의 근본적 취약성과 회복력, 관계성과 존엄성에 대한 깊은 성찰을 제공한다. 또한 줄기세포 치료가 이런 질환에 실질적 희망이 될 수 있을지에 대한 질문을 자연스럽게 이끌어낸다. 만약 줄기세포가 이 질환들에 실질적 치료 효과를 낼 수 있다면, 그것은 환자들에게 생물학적 회복을 넘어 실존적 회복의 가능성을 제시할 것이다.

구체적 임상시험 사례: 과학과 윤리의 미묘한 경계

현대 줄기세포 연구의 윤리적 경계

파킨슨병 세포치료 임상연구는 희망과 윤리적 도전이 교차하는 영역이다. 일부 연구팀이 배아줄기세포 혹은 유도만능줄기세포iPSC에서 도파민성 뉴런 전구체를 분화시켜, 파킨슨 환자 뇌에 이식하는 임상시험을 시작했다. 동물실험에서 긍정적 결과를 얻었고, 인간 초기 1상·2상 단계에서 안전성 및 부분적 효과가 확인되고 있다.

파킨슨병의 핵심 병리 중 하나는 흑질부위 도파민 뉴런 감소다. 만약 이 세포를 보충해주면 근본 치료가 가능하리라는 가설이 임상시험의 기반이다. 그러나 이 과정에는 고려해야 할 복잡한 요소들이 있다. 이식된 세포의 장기 생착률, 뇌 내 기존 신경회로와의 통합, 그리고 이식 부위에서의 미세환경 등이 치료 효과에 결정적 영향을 미친다.

이러한 치료 시도는 단순한 기술적 도전을 넘어, 생명윤리의 중요한 쟁점들과 맞닿아 있다. 특히 배아줄기세포를 사용할 경우, 배아의 도덕적 지위와 생명의 시작에 관한 윤리적 논쟁이 수반된다. 하나의 생명을 '사용'하여 다른 생명을 치료한다는 구도는 공리주의적 관점과 생명의 내재적 가치를 주장하는 관점 사이의 첨예한 대립을 일으킨다.

알츠하이머병 임상연구에서도 유사한 도전이 존재한다. 유도만능줄기세포iPSC나 신경줄기세포 이식을 통해 "베타아밀로이드 축적"을 억제하거나 손상된 뉴런을 대체하려는 시도가 이루어지고 있다. 그러나 알츠하이머는 단순 뉴런 감소만의 문제가 아니라, 단백질 응집·염증·시냅스 손실 등 복합 병리를 보인다. 따라서 단순한 세포 대체만으로는 충분하지 않을 수 있으며, 질병의 복잡한 병태생리를 고려한 통합적 접근이 필요하다.

현재까지 알츠하이머병 임상시험은 초보적 단계에 있다. 일부 연구에서 경미한 인지기능 개선이 보고되었지만, 확증적 결과는 부족한 상황이다. 이는 단순히 기술적 한계가 아니라, 뇌의 정교한 구조와 기능, 그리고 인지와 기억의 복잡한 메커니즘을 반영한다. 기억과 인지는 단순한 신경세포의 집합이 아니라, 복잡한 네트워크와 통합적 처리 과정의 결과물이기 때문이다.

희귀 신경질환(척수소뇌변성, ALS 등) 치료를 위한 줄기세포 임상시험도 진행 중이다. 성체줄기세포나 신경줄기세포를 요추부 척수강에 주사하는 연구가 대표적이다. 이러한 시도는 희귀질환 환자들에게 희망을 제공하지만, 동시에 취약한 환자군을 대상으로 한 연구의 윤리적 책임을 수반한다.

과학자들은 "신경 보호neuroprotection" 효과에 초점을 맞추고 있다. 손상된 뉴런을 직접 대체하기보다, 이식된 줄기세포가 분비하는 성장인자나 면역조절 물질을 통해 염증 반응이나 퇴행성 진행을 늦추는 전략이다. 이는 신경재생이 단순한 세포 대체가 아니라, 복잡한 생물학적·생화학적 환경의 재조정이라는 통합적 관점을 반영한다.

이러한 임상시험들은 인간 대상 연구의 엄격한 윤리적 지침을 따라야 한다. 특히 중증 신경질환 환자는 종종 절망적 상황에 처해 있어, "치료적 오해therapeutic misconception"―임상시험을 확립된 치료로 오인하는 현상―에 취약할 수 있다. 연구자는 현실적 기대치를 명확히 전달하고, 환자의 자율성을 존중하며, 위험과 이익의 균형을 신중히 평가해야 한다.

이와 같은 임상시험들은 과학적 혁신과 윤리적 고려 사이의 미묘한 균형을 요구한다. 그것은 인간 존재의 취약성을 치료하려는 노력과, 그 과정에서 인간의 존엄성과 자율성을 존중해야 할 필요성 사이의 지속적인 대화를 요구한다. 이러한 균형 잡힌 접근만이 진정한 의미의 의학적·윤리적 진보를 가능케 할 것이다.

신경재생에 대한 글로벌 동향

임상적 성공과 실패 요인, 장기 추적: 불확실성 속의 희망

신경재생 분야의 임상 연구는 희망적 사례와 한계가 공존하는 복잡한 지형을 보여준다. 소규모 연구에서는 파킨슨 환자에게 배아줄기세포 유래 도파민 뉴런 이식 후 운동 기능 개선이 관찰되거나, 척수 손상 환자에게 줄기세포를 주입해 감각·운동이 부분 회복된 사례가 보고되었다. 이러한 성공 사례는 중추신경계 재생이 이론적 가능성을 넘어 실현 가능한 목표임을 시사한다.

그러나 이러한 초기 성공을 일반화하기에는 여러 장벽이 존재한다. 큰 규모, 다기관 임상시험에서 재현성이 아직 확립되지 않았고, 장기 추적 결과(5년, 10년)가 부족하다. 신경재생은 복잡하

고 장기적인 과정으로, 단기적 개선이 지속적 치료 효과로 이어질지는 불확실하다. 이는 생물학적 현상을 넘어, 과학적 지식의 본질적 한계와 불확실성에 관한 인식론적 질문을 제기한다.

실패 또는 미흡한 사례에서 얻는 교훈도 중요하다. 종양화 위험은 가장 심각한 부작용 중 하나로, 미분화된 줄기세포가 통제되지 않은 증식을 일으켜 종양을 형성할 수 있다. 이는 생명을 구하려는 시도가 생명을 위협하는 결과로 이어질 수 있는 아이러니한 가능성을 보여준다. 이러한 역설은 과학적 개입의 복잡성과 예측 불가능성을 상기시킨다.

미세환경의 중요성도 부각되고 있다. 뇌나 척수 손상 부위는 염증, 흉터 형성, 혈관 공급 부족 등 열악한 환경으로, 이식된 세포가 생착하지 못하고 사멸하는 경우가 빈번하다. 이는 신경재생이 단순한 세포 대체가 아니라, 복잡한 생태학적 맥락 속에서 이해되어야 함을 시사한다. 세포는 고립된 개체가 아니라, 주변 환경과 지속적으로 상호작용하는 역동적 시스템의 일부이기 때문이다.

면역 거부 반응도 중요한 장벽이다. 자가(유도만능줄기세포 iPSC) 방식이 아니면 면역억제제 사용이 필요하며, 이는 감염 위험

증가 등 2차적 문제를 일으킬 수 있다. 이는 '자아'와 '타자'의 경계가 면역학적 차원에서 얼마나 견고하게 유지되는지 보여주며, 이 생물학적 경계를 극복하는 것이 신경재생의 중요한 과제임을 시사한다.

장기 추적 연구의 중요성은 아무리 강조해도 지나치지 않다. 임상시험에서 통상 몇 개월~1년만 관찰하고 "효과가 있다/없다"를 결론 내리기 어렵다. 중추신경계 재생은 느리고 복잡한 과정으로, 5년 이상의 추적 연구가 필수적이다. 이러한 장기적 관점은 과학적 엄밀성을 위해 필요할 뿐 아니라, 환자 안전과 치료의 진정한 가치를 평가하기 위한 윤리적 요구이기도 하다.

일부 환자군은 초기 호전을 보였으나 재발하거나, 예기치 못한 부작용이 나타나는 사례도 보고되었다. 이는 신경재생의 복잡성과 예측 불가능성을 반영한다. 생물학적 시스템은 선형적이고 기계적인 방식으로 작동하지 않으며, 때로는 예상치 못한 방향으로 진화한다. 이러한 복잡성은 생명 현상에 대한 인간 이해의 근본적 한계를 상기시킨다.

이러한 불확실성 속에서도, 신경재생 연구는 신중한 낙관주의와 함께 진전되고 있다. 세포 기술, 영상 기술, 생체재료 과학의 발전이 결합되며, 더 정교하고 효과적인 치료법이 개발되고 있다. 이 과정은 단순한 기술적 진보가 아니라, 인간과 자연의 관계, 치유와 개입의 의미, 그리고 인간 존재의 취약성과 회복력에 대한 깊은 철학적 성찰을 수반한다.

유도만능줄기세포iPSC 기반 세포치료 vs. 유전자치료의 협업: 기술 융합과 새로운 지평

신경재생 분야에서 유도만능줄기세포iPSC 기술과 유전자치료의 융합은 혁신적 치료 가능성을 제시한다. 유도만능줄기세포iPSC기술은 환자 자신의 체세포에서 유도만능줄기세포를 만들어 필요한 신경세포로 분화시키는 과정으로, 윤리적 논란을 피하면서도 면역거부 문제를 최소화할 수 있다는 강점이 있다.

유도만능줄기세포iPSC로 신경세포를 만드는 과정은 단순한 기술적 절차를 넘어, 생명의 근본적 가소성과 재프로그래밍 가능성을 보여주는 철학적 의미를 지닌다. 세포의 운명이 고정된 것이 아니라 재설정될 수 있다는 사실은, 생명의 본질과 발전 경로에 대한 우리의 이해를 혁신적으로 변화시킨다. 이는 '존재'와 '생성'의 관계, 그리고 정체성의 가변성에 관한 철학적 질문으로 확장된다.

유도만능줄기세포iPSC 접근법의 실질적 과제도 있다. 충분히 성숙된 뉴런으로 분화시키기 위해선 복잡한 배양 프로토콜이 필요하며, 유전적 결함이 있는 환자 체세포일 경우, 그 결함까지 함께 복제될 위험이 있다. 이는 단순한 기술적 장벽이 아니라, 정확한 '복제'와 '변형'의 미묘한 균형을 어떻게 달성할 것인가에 관한 근본적 질문을 제기한다.

유전자치료 또한 중요한 보완적 접근법이다. CRISPR-Cas9과 같은 유전자 편집 기술이 발달하면서, 파킨슨병, 헌팅턴병, ALS 등 유전 변이와 관련된 신경질환의 근본 원인을 교정하려는 시도가 활발하다. 이 기술은 단순히 증상을 완화하는 것이 아니라, 질병의 유전적 근원을 직접 수정하려는 혁신적 접근이다.

바이러스 벡터 기반 유전자 전송 기술도 중요한 역할을 한다. 알츠하이머, 척수손상 등에서 신경보호 단백질을 만들어내도록 유전자를 삽입하는 시도가 이루어지고 있다. 이는 생명의 근본 코드에 대한 인간의 개입이 어디까지 가능하고 바람직한지에 관한 윤리적·철학적 질문을 제기한다.

이러한 기술들의 시너지는 실제 임상에서 더욱 강력한 치료 옵션을 제공할 가능성이 있다. "유전자 교정 + 유도만능줄기세포 iPSC 분화 + 특정 뇌 부위 정밀 이식" 형태의 복합치료가 미래 신경재생 접근법의 표준이 될 수 있다. 이러한 융합적 접근은 질병이라는 복잡한 현상에 대한 통합적 이해와 다차원적 개입의 필요성을 반영한다.

그러나 이러한 첨단 기술의 접근성과 비용 문제는 심각한 고려사항이다. 임상시험 초기에는 "비용과 시간" 문제가 매우 큰 장애물이 된다. 환자 맞춤형 유도만능줄기세포iPSC 제작 및 유전자 편집이 상업적으로 대중화되려면 기술과 인프라가 훨씬 더 발달해야 한다. 이는 단순한 경제적 문제가 아니라, 의료 정의justice와 접근성의 윤리적 차원을 내포한다.

이러한 기술적·윤리적 도전 속에서도, 유도만능줄기세포iPSC와 유전자치료의 융합은 신경재생 분야에 새로운 지평을 열어가고 있다. 이는 단순한 과학적 진보를 넘어, 인간이 자신의 생물학적 운명을 어떻게 이해하고 수정할 수 있는지에 관한 근본적 질문을 제기한다. 기술의 가능성과 윤리적 책임 사이의 균형을 찾아가는 이 여정은, 인간 조건의 본질과 그 변화 가능성에 대한 지속적인 성찰을 요구한다.

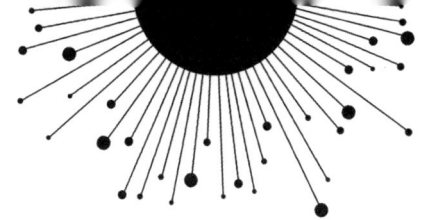

맺음말

신경재생, 어디까지 가능할 것인가

뇌와 척수, 즉 **중추신경계** 재생은 줄기세포 연구 중에서도 가장 도전적인 과제이다. 이미 혈액암 치료(조혈모세포 이식)나 간·심장 부분 재생 등과 비교해 보면, 그 난이도가 훨씬 더 높다. 뉴런은 복잡한 신경망을 형성해야 하며, 시냅스 연결, 신경전달 물질 조율, 흉터 형성 억제, 면역 반응 등 수많은 변수가 관여하기 때문이다. 하지만 그만큼 성공 시 인류가 얻게 될 의학적 가치는 어마어마하다. 파킨슨·치매·척수손상 등으로 고통받는 수천만 명의 환자에게 일말의 희망이 될 수 있기 때문이다.

지금까지 본 것처럼, **영화 속 사례**는 파킨슨병 환자의 잠시나마 '깨어남', 알츠하이머 환자의 갑작스러운 기억상실, 희귀

질환 청소년의 끝없는 투병을 통해 **중추신경계 질환이 주는 절망**을 생생히 드러낸다. 그러면서도 그들은 "무언가 획기적 치료가 언젠가 나올지도 모른다"는 희미한 가능성을 붙들고 있다. **줄기세포**가 실제로 이런 병들에 대해 근본 해법을 제시할 수 있다면, 그것은 인류 의료의 패러다임을 완전히 바꾸는 사건이 될 것이다.

그러나 이 길은 쉽지 않다. 현재까지 나온 임상시험 결과는 일부 긍정적 신호가 있으나, 대부분은 아직 초기 연구나 소규모 시험에 머물러 있다. 장기 추적 결과, 종양 발생, 면역거부, 기능적 호전 지속 여부 등 온갖 문제를 확인해야 한다. 나아가 **유전자 치료나 3D 바이오프린팅, 재활치료**와의 융합을 통해 신경재생 효과를 극대화하는 방안도 모색 중이나, 이 역시 기술·윤리·비용 문제가 얽혀 있다.

결국, 본 장이 강조하고자 하는 바는 "과도한 기대와 성급한 결론은 금물"이라는 점이다. 영화에서 느낀 감동이 연구 현장까지 곧바로 이어지진 않는다. 다만, 중추신경계 재생이 결코 불가능하지만은 않다는 희소식이 점차 과학계에서 나오고 있음도 분명한 사실이다. 이를 위해서는 **근거 기반 연구, 장기적·대규모 임상, 투명한 정보 공개**가 필수적이며, 사회적 투자와 법적·윤리적 장치가 조화롭게 마련되어야 한다.

"중추신경계 재생, 가능한가?"라는 질문에 대해, 지금 시점의 답변은 "아직 갈 길이 멀지만, 전혀 꿈만은 아니다" 정도일 것이다. 환자와 가족의 고통은 오늘도 계속되지만, 영화 속 스토리가 어쩌면 가까운 미래에 현실이 될 수도 있다는 희망을 품고, 우리 사회는 끊임없이 연구와 논의를 이어가야 한다. 그것이야말로 "생명을 살리는 줄기세포 혁명"이 가장 빛을 발할 무대일 테니까.

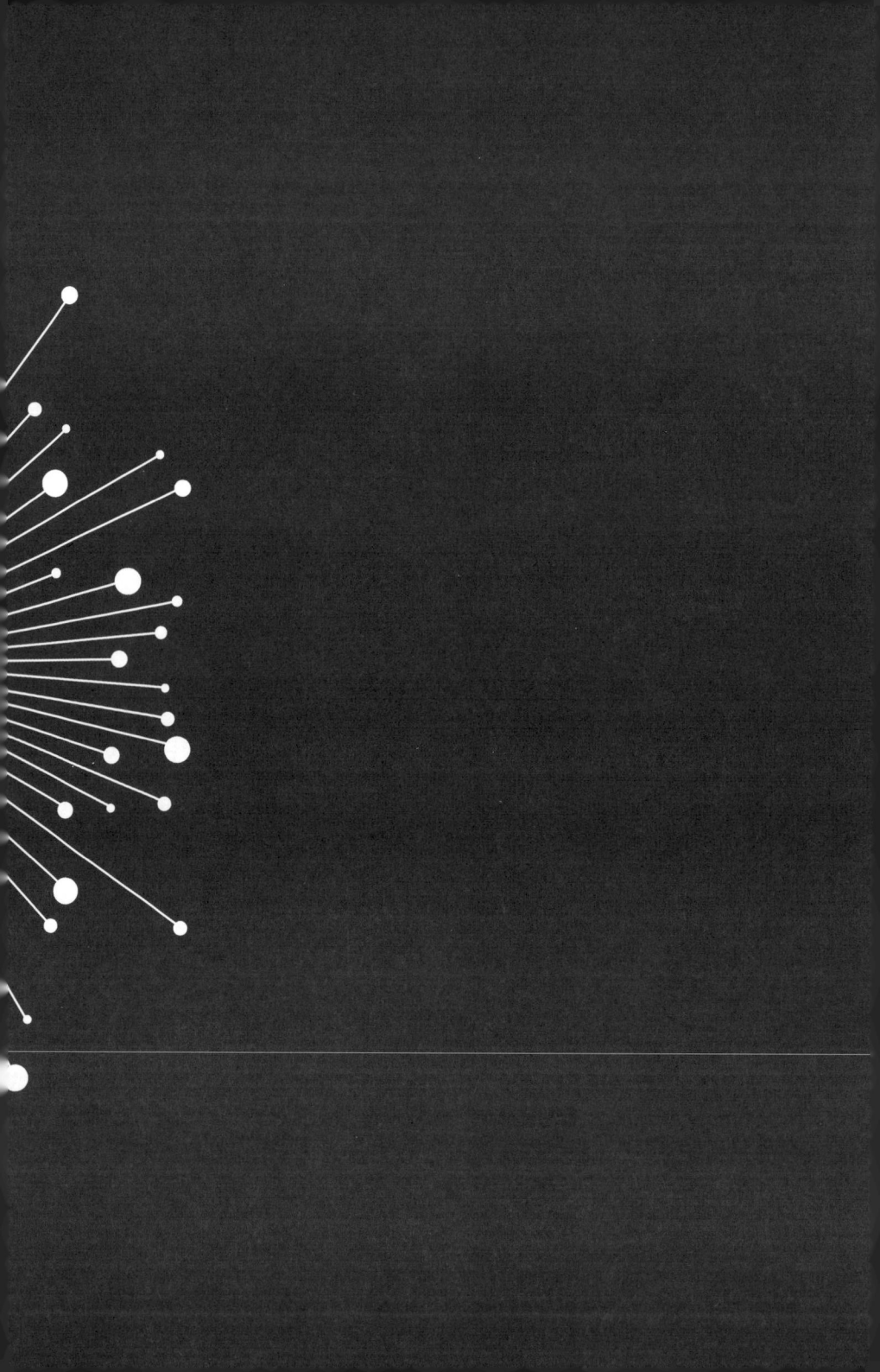

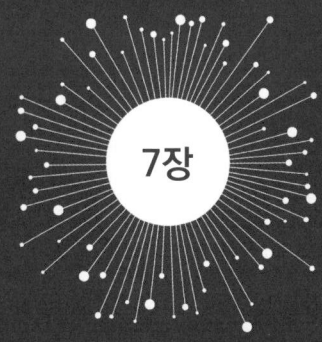

7장

연구 윤리와 '제보자'가 던진 파장

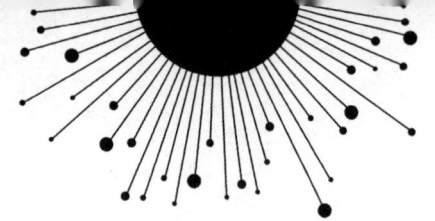

들어가며

줄기세포 연구는 한때 "국가적 자부심"과 "의학 혁신"의 상징으로 여겨졌지만, 그 열광 뒤에는 부정행위와 연구윤리 위반이 숨어 있을 가능성도 있었다. 영화《제보자》는 이러한 이면을 적나라하게 드러낸 대표적 사례로 손꼽힌다. 이 작품은 특정 과학자가 세계 최초의 줄기세포 연구에 성공했다고 내세운 뒤, 국민적 영웅으로 떠올랐으나, 사실 그 밑바탕에는 실험 데이터 조작과 논문 부정이 있었다는 점을 폭로하는 과정을 그리고 있다.

영화 속 이야기는 실화를 모티프로 삼아, 내부 고발자와 언론의 집요한 추적, 그리고 대중과 정부가 겪는 혼란을 생생히 보여준다. 결국 국제학술지에서 논문이 철회되고, 국가 이미지마저 추락하면서 사회적으로 큰 파장을 일으킨다. 이 장에서는 연구비·명예·지위가 뒤엉킨 줄기세포 스캔들이 무엇을 의미했는지, 그 그림자가 얼마나 깊은지 살펴보고, 이어서 생명의료윤리의 4원칙과 시민사회·언론의 감시 기능이 왜 중요한지를 다뤄볼 것이다.

줄기세포 스캔들이 보여준 그림자

연구비·명예·지위가 얽힌 과학자들의 부정행위

과학의 역사는 발견과 혁신의 순간으로 채워져 있지만, 동시에 그 이면에는 부정행위와 윤리적 일탈의 어두운 그림자도 드리워져 있다. 특히 줄기세포 연구와 같이 막대한 학문적 명성과 연구비, 사회적 주목을 끄는 분야에서는 이러한 유혹이 더욱 강렬할 수 있다. 영화 《제보자》는 이러한 과학 스캔들의 복잡한 메커니즘과 인간적 차원을 생생하게 포착한다.

영화는 줄기세포 연구자가 세계적 명성을 쌓고, 언론과 국민들의 열렬한 지지를 받았으나, 실제로는 실험 데이터를 조작하고 연구윤리를 위반했다는 내용을 중심으로 전개된다. 이는 단순한 플롯 장치를 넘어, 현대 과학의 구조적 문제점을 예리하게 해부한다. 실험실 내부의 고발, 연구진 간의 갈등, 언론의 추적이 얽히며 과학계의 권위주의적 문화와 사회적 기대 사이의 긴장이 드러난다.

과학자들이 직면하는 성과 압박은 현대 학술 환경의 중요한 특징이다. "출판하라, 그렇지 않으면 사라진다Publish or Perish"는 격언은 대학과 연구소에서 널리 받아들여지는 냉혹한 현실이다. 고명한 학술지에 논문을 발표하고, 경쟁적 연구비를 확보하며, 학계의 인정을 받는 것이 생존을 위한 필수 요건이 되면서, 일부 연구자들은 부정행위의 유혹에 빠지기도 한다.

줄기세포 연구에서 이러한 압박은 더욱 가중된다. 난치병 치료에 대한 대중의 기대, 국가 간 과학기술 경쟁, 생명공학 산업의 상업적 잠재력은 "세계 최초" 성과를 향한 과열된 경쟁을 부추긴다. 이 과정에서 데이터 조작, 실험 과정 왜곡, 동의 없는 난자 채취 등 다양한 윤리적 일탈이 발생할 수 있다.

연구실 내부의 권위주의적 문화도 부정행위를 조장하는 요인이다. 계층적 구조, 경직된 의사소통, 비판의 억압은 연구 과정의 투명성을 저해한다. 주요 연구자의 권위에 도전하는 것이 사실상 불가능한 환경에서, 젊은 연구원들은 문제를 발견하더라도 침묵하거나 심지어 부정행위에 동참하도록 압력을 받을 수 있다.

이러한 구조적 문제는 단순히 '몇몇 부도덕한 개인'의 문제가 아니라, 현대 과학의 제도적 역학을 반영한다. 미셸 푸코가 지적했듯, 권력과 지식은 불가분하게 연결되어 있으며, 과학 기관 내의 권력관계가 '진실'의 생산과 억압에 중요한 영향을 미친다. 줄기세포 스캔들은 이러한 권력-지식의 역학이 어떻게 과학적 진실을 왜곡할 수 있는지를 생생하게 보여준다.

국제학술지 철회와 국가 이미지 추락

과학 부정행위가 드러날 때 그 영향은 단순히 개인적 차원을 넘어, 학문 공동체와 국가적 위상에까지 미친다. 특히 최고 권위의 학술지에 실렸던 논문이 철회retraction되는 사태는 과학계에서 가장 심각한 낙인 중 하나로, 연구자의 학문적 신뢰도를 근본적으로 훼손한다.

논문 철회는 단순한 행정적 조치가 아니라, 과학적 진실성에 대한 공식적 의문 제기이다. 『네이처Nature』나 『사이언스Science』와 같은 저명한 학술지에 발표된 연구 결과가 철회되면, 그 파급효과는 전 세계로 확산된다. 해당 분야의 다른 연구자들은 그 논문에 기반한 자신들의 연구를 재평가해야 하고, 학문적 진보의 방향이 갑작스럽게 변경될 수 있다.

국가적 차원에서 볼 때, 과학 스캔들은 특히 "국가 프로젝트"로 홍보된 경우 더욱 심각한 이미지 손상을 초래한다. 줄기세포 연구가 국가 경쟁력과 미래 성장 동력으로 강조되었던 국가에서, 대표적 연구자의 부정행위는 단순한 개인적 일탈을 넘어 국가 과학 체제 전반의 신뢰도에 의문을 제기하게 만든다.

황우석 사태를 모티프로 한 영화 《제보자》는 이러한 국가적 위상 추락의 과정을 예리하게 포착한다. 영화 속에서 연구자는 국민적 영웅으로 추앙받고, 정치인들은 그의 연구실을 방문해 지원을 약속하며, 언론은 "세계 과학을 선도하는 국가적 자부심"을 강조한다. 그러나 부정행위가 폭로되자, 열광적 지지는 분노와 수치심으로 급격히 전환된다.

이러한 급격한 감정적 반전은 과학에 대한 사회적 인식의 복잡성을 보여준다. 현대 사회에서 과학은 단순한 지식 생산을 넘어, 국가적 자부심과 정체성의 원천으로 기능한다. 이는 과학자들에게 엄청난 사회적 기대와 압력을 부과하며, 이러한 압력이 때로는 부정행위의 유인이 되는 아이러니한 상황이 발생한다.

국제 학술계에서의 신뢰 상실은 장기적으로 더 심각한 문제를 야기한다. 한번 손상된 과학적 신뢰도는 회복하기 어렵고, 해당 국가의 모든 연구자들에게 의심의 시선이 향할 수 있다. 국제 공동연구 기회 감소, 연구비 확보의 어려움, 우수 인재 유출 등의 부정적 영향이 장기간 지속될 위험이 있다.

이는 토마스 쿤이 말한 '과학적 공동체'의 중요성을 상기시킨다. 과학은 개인적 천재성만이 아니라, 연구자들 간의 상호 신뢰와 협력에 기반한 집단적 활동이다. 이 신뢰가 손상되면, 과학적 진보 자체가 지체될 수 있다. 줄기세포 스캔들은 따라서 단순한 개인의 일탈이 아니라, 과학의 사회적 역할과 책임, 그리고 과학적 지식 생산의 기반이 되는 집단적 신뢰의 중요성을 환기시키는 사건이다.

내부 고발자와 언론의 역할

과학계 내부의 부정행위를 폭로하는 일은 엄청난 용기와 희생을 요구한다. 내부 고발자whistleblower는 종종 자신의 경력, 평판, 때로는 개인적 안전까지 위험에 빠뜨리며 진실을 추구한다. 영화 《제보자》는 이러한 윤리적 딜레마와 내부 고발자의 심리적 고충을 생생하게 그려낸다.

연구실 내부인(대개는 연구원이나 기술자)이 부정행위의 증거를 발견했을 때, 그들은 보복에 대한 두려움과 진실을 밝혀야 한다는 도덕적 의무 사이에서 갈등한다. 권위 있는 과학자에게 도전한다는 것은 학문적 자살로 여겨질 수 있고, 실제로 많은 내부 고발자들이 경력 단절, 사회적 고립, 법적 위협 등을 경험한다.

그럼에도 불구하고, 내부 고발자들은 과학의 진실성을 보존하는 데 결정적 역할을 한다. 그들은 실험실 내부의 비밀을 알고 있고, 데이터 조작이나 윤리적 위반의 증거에 접근할 수 있는 유일한 위치에 있다. 《제보자》에서 묘사되듯, 연구 노트의 불일치, 실험 과정의 이상, 사진 조작의 흔적 등은 내부자의 관찰 없이는 발견되기 어렵다.

언론의 역할 또한 결정적이다. 과학 저널리즘은 단순히 새로운 발견을 보도하는 것을 넘어, 과학적 주장에 대한 비판적 검증과 공론화를 담당한다. 《제보자》에서 끈질기게 진실을 추적하는 언론인의 모습은, 저널리즘이 권력(과학적 권위를 포함한)에 대한 견제 기능을 수행하는 방식을 보여준다.

그러나 과학 저널리즘은 복잡한 도전에 직면한다. 과학적 주장의 타당성을 평가하기 위해서는 해당 분야의 전문 지식이 필요하지만, 대부분의 언론인은 이러한 배경을 갖추지 못했다. 또한 과학적 성과에 대한 대중의 관심과 희망을 반영하는 과정에서, 언론이 때로는 비판적 질문보다 '과학적 영웅 만들기'에 치중하는 경향이 있다.

황우석 사태의 경우, 초기에 언론은 그의 업적을 비판 없이 칭송하고 확대하는 역할을 했다. 그러나 이후 일부 언론이 제보를 받아 조사에 착수하면서, 진실 규명의 중요한 촉매제가 되었다. 이는 과학 저널리즘의 양면성을 보여준다. 한편으로는 과학적 성과를 대중에게 알리고 희망을 확산하는 역할을, 다른 한편으로는 비판적 검증과 감시의 역할을 수행해야 하는 것이다

사회학자 로버트 머튼이 정의한 '과학의 규범norms of science' 중 '조직화된 회의주의organized skepticism'는 과학적 주장에 대한 체계적 의심과 검증의 중요성을 강조한다. 내부 고발자와 비판적 저널리즘은 이러한 회의주의적 태도를 구현함으로써, 과학이 제도적으로 자기 교정 능력을 유지하는 데 기여한다.

또한 윤리학자 시셀라 복은 생명윤리에서 '진실 말하기truth-telling'의 중요성을 강조했다. 이는 단순한 규범적 원칙이 아니라, 의학과 생명과학 연구가 인간의 건강과 복지에 직접적 영향을 미치기 때문에 특별히 중요하다. 허위 정보는 잘못된 치료 결정으로 이어질 수 있고, 환자와 대중의 기대를 부당하게 높여 심각한 실

망과 불신을 초래할 수 있다.

내부 고발자와 언론의 감시 역할은 따라서 단순한 도덕적 미담이 아니라, 과학의 진실성과 사회적 신뢰를 유지하기 위한 필수적 기제이다. 줄기세포 스캔들이 보여준 것은, 아무리 '신성한' 과학의 영역도 공적 책임과 투명성에서 면제될 수 없다는 점이다.

생명의료윤리의 4원칙

해악금지, 선행, 자율성, 정의

생명의료윤리의 네 가지 원칙—해악금지, 선행, 자율성, 정의—은 의학 연구와 임상 실천에서 주요 윤리적 지침으로 기능한다. 톰 비첨과 제임스 칠드레스가 체계화한 이 원칙들은 줄기세포 연구를 포함한 생명과학 분야에서 특히 중요한 의미를 지닌다.

해악금지Non-maleficence 원칙은 "환자나 피험자에게 해를 끼치지 말라"는 가장 기본적인 의료윤리 명령이다. 줄기세포 연구에서 부정행위가 발생하면, 허위 결과를 근거로 환자에게 불필요하거나 위험한 치료를 제공할 위험이 있다. 예를 들어, 안전성이 충분히 검증되지 않은 줄기세포 치료를 과장된 효능 주장과 함께 제공한다면, 환자는 부작용에 노출되거나 효과적인 기존 치료 기회를 놓칠 수 있다.

해악금지 원칙은 고대 히포크라테스 선서에서부터 이어져 온 의학의 근본 윤리로, 통상 "먼저, 해를 끼치지 말라Primum non nocere"로 표현된다. 이는 행위의 결과를 중시하는 결과주의적 윤리 관점과 연결되며, 의료 행위나 연구가 초래할 수 있는 위험과 이익의 균형을 신중하게 평가할 것을 요구한다.

선행Beneficence 원칙은 "좋은 결과를 추구하라"는 적극적 의무를 의미한다. 연구자는 단순히 해를 피하는 것을 넘어, 환자나 인류 건강 증진을 위해 연구를 수행해야 한다. 그러나, 무조건 '성과'만을 추구하는 것은 위험할 수 있다. 만약 조작된 데이터로 임상연구가 진행된다면, 결과적으로 의료계에 혼란을 야기하고 환자의 진정한 이익을 저해할 수 있다.

선행 원칙은 좋은 의도만으로 충분하지 않다는 점을 시사한다. 선의에 기반한 행동이라도 그 결과가 실제로 도움이 되는지, 혹은 해로운지를 객관적으로 평가해야 한다. 이는 과학적 엄밀성, 데이터의 정직한 해석, 그리고 연구 결과의 제한점에 대한 투명한 소통을 요구한다.

자율성Autonomy 원칙은 "연구 참여자의 자기결정권과 존엄성을 존중하라"는 윤리적 요구다. 임상시험에 참여하는 사람은 충분한 정보를 제공받고, 자유로운 동의를 거쳐야 한다. 연구자가 자신의 성과를 위해 환자를 이용하거나, 난자를 착취하거나, 동의 없이 샘플을 빼돌리는 행위는 자율성을 침해하는 것이다.

자율성 원칙은 칸트의 도덕 철학과 연결된다. 칸트에 따르면, 인간은 단순한 수단이 아니라 항상 목적으로 대우받아야 한다. 연구 참여자가 단순히 데이터의 원천이나 실험 대상으로 여겨지지 않고, 충분한 정보에 기반한 동의informed consent를 통해 자신의 참여 여부를 자율적으로 결정할 수 있어야 한다.

정의Justice 원칙은 "연구 이익과 부담이 공정하게 분배되어야 한다"는 사회윤리적 요구다. 연구 위험이 특정 취약 집단(가난한 사람, 소수자, 교육 수준이 낮은 사람 등)에게 집중되고, 혜택은 부유층이나 특권층에게 편중된다면 정의 원칙에 위배된다.

줄기세포 연구의 정의 측면은 특히 중요하다. 고가의 맞춤형 치료가 개발된다면, 이것이 과연 누구에게 접근 가능할 것인가? 의료 형평성 문제는 첨단 의료기술 발전과 함께 더욱 심화될 수 있으며, 연구 단계에서부터 이러한 측면을 고려해야 한다.

이 네 가지 원칙은 때로 상충할 수 있다. 예를 들어, 환자의 자율적 요청에 따라 안전성이 확립되지 않은 줄기세포 치료를 제공하는 것은 자율성 원칙은 존중하지만 해악금지 원칙에 위배될 수 있다. 또는, 최대한의 선행을 위해 고비용 치료를 개발하는 것이 정의 원칙과 충돌할 수 있다. 이러한 윤리적 딜레마는 단순한 원칙의 기계적 적용이 아니라, 다양한 가치와 맥락을 고려한 신중한 판단을 요구한다.

줄기세포 연구 윤리는 따라서 단순한 규정 준수의 문제가 아니라, 과학적 진실성, 환자 존중, 사회적 책임, 그리고 미래 세대에 대한 고려가 통합된 복합적 윤리적 비전을 요구한다.

줄기세포 임상시험 시
환자보호·이해충돌·장기추적 필수

줄기세포 연구가 임상시험 단계로 진입할 때, 윤리적 고려는 더욱 복잡하고 중요해진다. 환자 보호, 이해충돌 관리, 장기추적 관찰은 윤리적 임상연구의 필수 요소다.

환자 보호는 임상시험 윤리의 근본이다. 줄기세포 임상시험은 보통 기존 치료가 마땅치 않은 난치성 질환 환자들을 대상으로 하기에, 이들은 새로운 치료에 대한 기대와 취약성을 동시에 지닌다. 이러한 상황은 '치료적 오해therapeutic misconception'—연구 참여를 치료와 동일시하는 경향—를 야기할 수 있다.

환자들은 종종 실험적 치료에 대해 지나친 희망을 품을 수 있고, 연구자도 자신의 접근법에 대한 낙관적 기대를 갖기 쉽다. 그러나 윤리적 임상시험은 실험적 치료의 불확실성과 위험을 정직하게 전달해야 한다. 기적적 회복이나 확실한 효과를 암시하는 과장된 설명은 참여자의 자율적 결정을 저해한다.

또한, 취약 인구집단(심각한 질병을 앓는 환자, 인지 기능이 저하된 환자, 경제적으로 불안정한 환자 등)을 위한 특별한 보호 장치가 필요하다. 이들은 새로운 치료에 대한 절박함이나 경제적 유인에 의해 비합리적 결정을 내릴 위험이 있다. 윤리위원회IRB는 이러한 취약성을 고려한 동의 절차와 위험 관리 방안을 엄격히 검토해야 한다.

이해충돌Conflict of Interest 관리는 연구의 객관성과 신뢰도를 위해 필수적이다. 연구자가 줄기세포 관련 기업을 운영하거나, 주식 지분을 갖고 있거나, 특허 수익을 기대하는 경우, 연구 결과 해석과 보고에 편향이 생길 수 있다. 유리한 데이터만 발표하고, 불리한 결과를 숨기거나 축소하려는 유혹이 발생할 수 있다.

이해충돌은 단순히 금전적 관계뿐 아니라, 학문적 명성, 경력 발전, 연구비 확보 등 다양한 형태로 나타날 수 있다. 완전히 제거하기는 어렵지만, 투명한 공개와 적절한 관리를 통해 그 영향을 최소화할 수 있다. 예를 들어, 이해관계 공개, 독립적 데이터 모니터링 위원회 운영, 사전 등록된 연구 프로토콜 준수 등이 중요한 안전장치가 될 수 있다.

특히 줄기세포 연구처럼 상업적 잠재력이 큰 분야에서는, 과학적 진실성과 비즈니스 이익 사이의 균형이 중요한 윤리적 과제다. 환자 안전과 과학적 엄밀성이 상업적 고려에 희생되지 않도록 제도적 장치가 필요하다.

장기추적 관찰은 줄기세포 치료의 특성상 특별히 중요하다. 줄기세포 기반 치료는 단기간에 효과가 완전히 드러나지 않거나, 예상치 못한 부작용(종양화, 면역반응 등)이 뒤늦게 발생할 수 있다. 따라서 임상시험 참여자를 수년간 추적 관찰하는 것이 필수적이다.

장기추적은 과학적 가치뿐 아니라 윤리적 책임의 측면도 있다. 연구자는 자신이 제공한 실험적 치료가 참여자에게 장기적으로 어떤 영향을 미치는지 파악하고, 필요시 적절한 개입을 제공할 의

무가 있다. 그러나 현실적으로 장기추적은 비용, 인력, 참여자 이탈 등의 문제로 어려움이 있다.

또한, 장기추적 데이터가 다른 연구자들과 공유되고, 향후 치료 개발에 반영되는 것이 중요하다. 부정적 결과를 포함한 모든 데이터가 투명하게 보고되어야만, 환자 안전과 과학적 진보가 균형 있게 추구될 수 있다.

이러한 윤리적 요구 사항들은 단순한 규제 부담이 아니라, 줄기세포 연구의 지속가능성과 사회적 신뢰를 위한 필수 조건이다. 황우석 사태와 같은 스캔들은 윤리적 기준이 무시될 때, 과학적 진보 자체가 퇴보할 수 있음을 경고한다. 윤리와 과학은 대립 관계가 아니라, 진정한 과학적 발전은 윤리적 엄격함을 통해서만 지속 가능하다는 것이 줄기세포 연구의 역사가 주는 교훈이다.

시민사회와 언론의 감시 역할

"사이언스는 신성불가침 영역이 아니다"

현대 사회에서 과학은 종종 특별한 권위와 자율성을 지닌 영역으로 인식된다. 많은 사람들이 "과학자가 말하는 건 무조건 믿어도 된다"는 인식을 갖고 있지만, 실제로 과학자들도 인간이며 이익, 경쟁, 감정 등의 요인에 의해 실수하거나 부정행위를 저지를 수 있다. 줄기세포 스캔들은 이러한 현실을 명백히 보여주었다.

영화 《제보자》가 주는 교훈은 분명하다. 내부 고발과 언론의 비판적 취재가 없었다면, 조작된 연구 결과는 오랫동안 진실인 양 통용되었을 것이다. 이는 언론이 과학을 다룰 때 맹신하지 않고, 외부 전문가나 추가 증거를 통해 사실 여부를 엄격히 검증하는 과정의 중요성을 일깨워 준다. "국민적 영웅"이라는 분위기에 휩쓸려 비판적 질문조차 차단하면, 거짓이 기정사실로 자리 잡을 위험이 있다.

신뢰 회복을 위한 투명성과 공개적 토론 문화

과학계 내부에는 자정 장치가 존재한다. 학술지 논문 게재 시 이루어지는 동료평가Peer Review는 다른 학자들이 내용을 검토하고 반론을 제기하는 필수적인 과정이다. 그러나 거짓 데이터를 교묘히 조작할 경우, 동료평가만으로는 한계가 있을 수 있다. 따라서 재현성 검증을 통해 다른 연구팀이 같은 실험을 반복해 동일한 결과를 얻는지 확인하는 방식이 중요하다. "핵심 실험이 재현되지 않는다"는 제보가 있을 때, 개방적으로 검토하는 문화가 필수적이다.

윤리위원회와 IRBInstitutional Review Board는 환자 안전과 연구 윤리를 감독하는 기구로서, 이들이 제대로 작동하려면 독립성이 보장되어야 한다. 또한 언론과 시민단체의 전문성이 높아져야 한다. 과학 저널리즘은 단순한 보도자료 복사나 홍보가 아니라, 스스로 데이터를 확인하고 의문점을 찾아내는 기능을 갖추어야 한다.

정보 공개와 토론의 장을 확대하는 것도 중요하다. 국가 연구비로 진행된 프로젝트는 중간 보고서와 결과 데이터를 투명하게 공개하도록 제도화하면 부정행위 가능성을 낮출 수 있다. 학회나 컨퍼런스에서 활발한 질의응답이 이루어지고, 대중강연이나 오픈 포럼을 통해 사회 구성원이 줄기세포 연구의 현실적 성과와 어려움을 이해할 수 있어야 한다. 이를 통해 과도한 영웅화나 마녀사냥을 모두 방지할 수 있다.

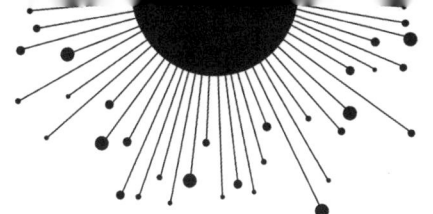

맺음말
연구윤리가 없으면 줄기세포 혁명도 없다

과학기술은 인류에게 엄청난 혜택을 가져다주지만, 윤리가 뒷받침되지 않는다면 오히려 신뢰 위기를 초래할 수 있다. 줄기세포 분야는 특히 "생명"을 직접 다룬다는 점에서, 부정행위나 윤리적 위반이 발생하면 실제 환자와 사회가 입는 피해가 매우 크다. 영화《제보자》가 보여준 충격은, 단지 한 과학자의 추락 이야기가 아니라, 과학계·정부·언론·대중 모두가 공모자처럼 만들어낸 '거품'이 한순간에 무너진 사건을 상징한다.

해악금지·선행·자율성·정의라는 생명의료윤리 4원칙은, 임상시험뿐 아니라 연구 과정 전반에서 준수돼야 한다. "실험이 잘되면 환자가 이익을 볼 것"이라며 거짓 데이터를 제출하거나, 참여자의 동의를 제대로 받지 않는 행동은 결코 정당화될 수 없다.

시민사회와 언론은 과학이 일방적으로 포장·홍보되거나 권위주의에 의해 비판이 차단되지 않도록, 객관적 검증과 감시를 수행해야 한다. 과학은 "성역"이 아니고, 동등한 사회적 평가 대상이어야 한다.

투명성·공개적 토론 문화가 확산되어야, 줄기세포 혁명이 진정한 결실을 맺을 수 있다. 이를 통해 환자가 치료 혜택을 실질적으로 누리면서도, 오남용이나 윤리적 파탄을 막을 수 있다.

마지막으로, 줄기세포 연구윤리 스캔들은 "영웅의 탄생과 몰락"이라는 드라마적 요소 때문에 대중적 관심이 컸지만, 본질적으로는 과학자 개인의 윤리의식과 제도적 안전장치가 얼마나 중요한지를 되돌아보게 하는 사건이기도 하다.

과학이 우리 사회와 조화롭게 발전하려면, 학계 내부의 자정, 언론·시민단체의 비판적 감시, 정부의 제도적 규제가 균형을 이뤄야 한다. 만약 어느 한 축이라도 무너진다면, 영화 속 스릴러 같은 파괴적 시나리오가 현실이 될 수 있다는 점을 우리 모두 기억해야 할 것이다.

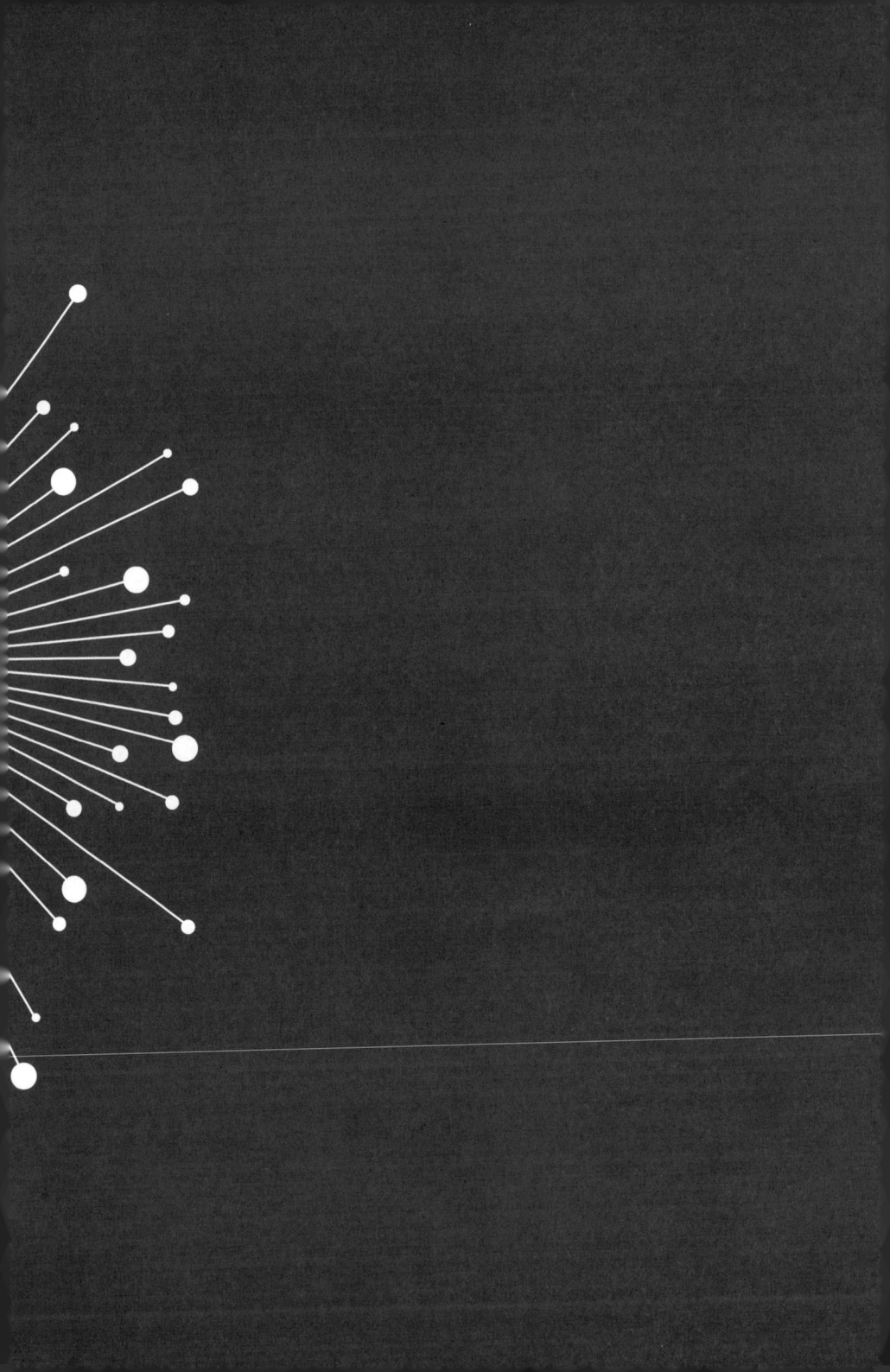

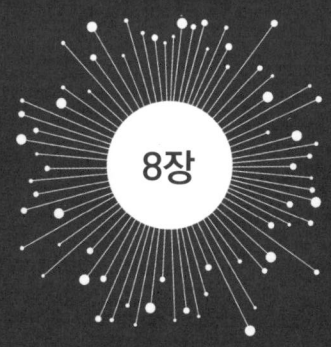

"줄기세포 대중화 시대"가 온다면?

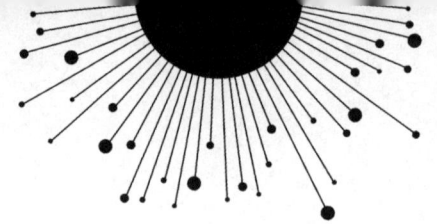

들어가며

수십 년 전만 해도 "줄기세포"라는 단어는 전문가들 사이에서만 언급되는 생소한 개념이었습니다. 그러나 최근 들어 여러 매체와 연구소에서 줄기세포 혁신을 말하고, 이미 골수이식이나 일부 재생치료제가 시판되는 등 급속한 발전 양상을 보이고 있습니다. 그렇다면 만약 "줄기세포 대중화 시대"가 온다면, 과연 우리의 의료 풍경과 사회 구조는 어떻게 달라질까요?

이 장에서는 "맞춤형 치료에서 일상적 재생의학으로" 확대될 가능성을 점검하고, 그와 함께 발생할 수 있는 경제적·윤리적 함정을 짚어봅니다. 그리고 마지막으로 "더 나은 미래"를 만들기 위해 과학적 근거·투명성·국제 협력이 왜 중요한지 살펴볼 것입니다. 과학기술이 빠르게 발전하는 만큼, 이를 어떻게 공정하고 지속가능한 방식으로 관리·활용할지가 앞으로의 핵심 과제가 될 것입니다.

맞춤형 치료에서 일상적 재생의학으로

유도만능줄기세포$_{iPSC}$ 기술이 상용화되면, 환자 본인의 체세포를 역분화하여 만든 줄기세포를 보관하는 "맞춤형 줄기세포은행"이 구축될 수 있다. 이를 통해 필요할 때마다 특정 조직이나 장기 세포로 분화시켜 이식함으로써 면역 거부 문제를 최소화할 수 있다.

3D 바이오프린팅 기술은 세포를 잉크처럼 활용해 미리 설계된 형태에 맞춰 층층이 쌓아올리는 방식으로, 줄기세포나 스캐폴드 재료를 결합해 실제 조직과 유사한 구조물을 만들 수 있다. 완전한 인공 장기 이식까지는 아직 갈 길이 멀지만, 심장 패치, 미니

간, 미니 신장 등은 이미 연구실에서 개발되고 있다.

노화 예방과 미용, 건강증진 분야에서도 줄기세포 기술이 활용될 전망이다. 지방유래 줄기세포나 성장인자를 주사해 피부 탄력을 높이거나, 근육 손상을 빠르게 회복시키는 기술이 연구되고 있다. 이미 시중에는 "줄기세포 화장품"이나 "줄기세포 주사"라고 홍보하는 제품들이 존재하지만, 실제로는 줄기세포 배양액이나 성장인자를 일부 포함할 뿐인 경우가 많다.

경제적·윤리적 함정

줄기세포 치료의 대중화 과정에서 가장 큰 문제는 높은 비용 장벽이다. 환자 개개인의 세포를 채취·배양·분화하는 과정은 복잡하고 비용이 많이 들며, 초기에는 수천만 원, 수억 원에 달하는 치료비가 예상된다. 국가보험이 이를 지원하지 못한다면, 경제적 여유가 있는 계층만 치료를 받게 되는 불평등이 심화될 수 있다.

더 나아가, 만약 줄기세포 기술이 극도로 발전해 장기 재생으로 수명 연장까지 가능해진다면, "부유층"이나 "특권층"만이 이러한 혜택을 누리는 "불멸의 양극화" 시나리오도 우려된다. 이는 단순한 의료 혜택을 넘어 사회 구조 자체를 변화시킬 수 있는 심각한 윤리적 문제를 야기할 수 있다.

더 나은 미래를 위한 조건

줄기세포 치료가 대중화되기 위해서는 우선 과학적 근거에 기반한 연구와 투명한 정보 공개가 필수적이다. 대규모 임상시험 결과가 공개되고, 객관적 동료평가와 재현성 검증을 거쳐야 대중의 신뢰를 얻을 수 있다. 부실한 연구나 조작 사례가 발생하면 전체 분야에 대한 신뢰가 무너질 위험이 크다.

또한 국제적인 공조와 규제·법제의 지속적인 업데이트가 필요하다. CRISPR 유전자편집, 3D 바이오프린팅, 나노기술, AI 기반 신약 개발 등 다양한 첨단 기술이 결합해 새로운 치료법이 지속적으로 탄생하고 있으므로, 법과 제도도 이에 맞춰 유연하게 변화해야 한다.

노화 예방·미용·건강증진 융합

(1) 노화 예방 재생의학

줄기세포를 이용해 단순히 질병 치료만이 아니라, 노화된 신체 조직을 젊게 만드는 기술도 연구되고 있다. 예컨대, 지방유래 줄기세포나 성장인자를 주사해 피부 탄력을 높이거나, 근육 손상을 빠르게 회복시키는 기법 등이다.

항노화 산업: 주름 개선, 모발 재생, 관절 연골 회복 등 웰에이징well-aging 시장이 크게 확대될 가능성이 있다.

배아줄기세포 vs. 성체줄기세포: 윤리적 부담이 적은 성체줄기세포 제품이 미용클리닉에서 우후죽순 홍보될 소지가 있고, 이 중

일부가 과장·사기성 광고로 이어질 우려도 있다.

(2) 미용 시술과 건강증진

이미 시중에는 "줄기세포 화장품"이나 "줄기세포 주사"라고 홍보하는 곳이 많다. 실제로는 줄기세포 배양액이나 성장인자를 일부 포함할 뿐이거나, 진짜 줄기세포가 아닌 경우도 많다.

실질적 효과: 과학적 근거가 어느 정도 있어 인체 콜라겐 증가나 상처치유 개선을 유의미하게 보이는 시술도 있지만, 대다수는 아직 임상시험 데이터가 충분치 않다.

건강증진(헬스케어) 융합: 만성질환 위험도를 낮추고, 노화를 늦추는 종합 프로그램(예: 식이·운동·유전자검사+줄기세포 보충치료 등)이 개발될 수도 있다.

(3) 대중화의 의미

줄기세포 시술이 지금보다 안전하고 효율적이며, 비용도 낮아진다면, "미용·노화방지 클리닉"이 흔해질 수 있다. 마치 보톡스나 필러가 처음엔 고가 시술이었지만 대중화된 것처럼, 줄기세포 기반 시술도 일상화될 가능성이 있다. 그러나 그 과정에서 무분별한 시술, 부작용, 불법광고 등의 문제를 어떻게 통제할지가 관건이다.

질병치료의 신세계: 줄기세포 이야기들

재생의 철학, 생명의 가능성을 탐색하다

인간의 몸은 끊임없는 자기 재생의 신비로운 공간이다. 현대 의학이 이 자연의 섭리를 모방하고 확장하려는 시도에서 줄기세포는 단순한 생물학적 단위를 넘어 존재론적 변혁의 가능성을 품고 있다. "질병치료의 신세계"라는 표현은 단순한 수사가 아닌, 인간 존재의 근본적 재구성을 암시하는 철학적 명제이기도 하다.

무궁무진한 연구 기회의 존재론적 의미

세계 각국에서 경쟁적으로 진행되는 줄기세포 연구는 단순한 과학적 호기심을 넘어, 생명의 근원적 특성을 탐구하는 심오한 여정이다. 미분화된 세포가 다양한 조직으로 분화할 수 있는 가능성은 생명의 유연성과 적응성에 대한 철학적 성찰을 요구한다. 심장병, 당뇨병, 파킨슨병에서 유전자 수정과 장기 이식에 이르는 응용 가능성은 인간 존재의 경계를 재설정하는 도전이기도 하다.

코로나 이후의 세계에서 줄기세포 연구는 보이지 않는 경계를 넘어 급속히 발전했으나, 이러한 진보에 대한 인식의 간극은 과학과 사회 간의 근본적 소통 부재를 드러낸다. 배아 줄기세포, 유도만능 줄기세포, 성체 줄기세포—이 세 가지 범주는 단순한 분류학적 구분이 아닌, 생명의 다층적 가능성과 윤리적 함의를 내포한다.

자아와 타자 사이: 면역반응을 넘어서는 존재론적 일치

자가줄기세포 배양의 중요성은 단순한 의학적 효용을 넘어 자아와 타자의 관계에 대한 근본적 성찰을 요구한다. 유전적 일치와 면역반응의 최소화는 생물학적 현상을 넘어 존재론적 화해의 가능성을 암시한다. 개인의 세포를 활용함으로써 발생하는 안전성과 효율성은 기술적 성취인 동시에 자아의 확장과 재구성에 관한 심오한 질문을 제기한다.

냉동 보관된 세포의 지속적 파생은 시간성에 대한 도전으로, 현재의 자아가 미래의 자아를 위해 준비하는 존재론적 연속성의 확장이다. 빅데이터를 통한 정보 공유는 개인화된 치료를 넘어 집단적 지식의 공유와 협력적 존재 방식의 가능성을 시사한다.

공간과 시간의 재구성: 줄기세포 왕진제도의 철학적 함의

의료의 공간적 재구성으로서 줄기세포 왕진제도는 치료의 물리적 영역을 병원에서 가정으로 확장함으로써 치유의 존재론적 맥락을 재정의한다. 전자레인지 크기의 배양 장치가 가정에 자리 잡는 것은 단순한 기술적 편의가 아닌, 의료와 일상의 경계를 재구성하는 실존적 전환이다.

그러나 이러한 변혁의 여정에는 수많은 도전이 존재한다. 윤리적 문제와 규제, 인프라 부족, 평가체계의 미비함은 단순한 행정적 장애물이 아닌, 인간 존재의 근본적 가치와 사회적 합의의 부재를 드러내는 징후이다. 특히 생명의 시작과 관련된 윤리적 고민은 단순한 도덕적 딜레마를 넘어 존재의 근본적 가치에 대한 철학적 질문을 제기한다.

존재의 양적 측정: 유효성분 용량의 존재론적 의미

치료에서 용량의 개념은 단순한 물리적 수치를 넘어 치유의 질적 변환에 대한 철학적 사유를 요구한다. 주사액 내 유효성분의 양, 살아있는 세포의 개수—이러한 수치적 접근은 생명의 정량화라는 근대적 패러다임을 반영하면서도, 그 효과의 질적 차원은 여전히 신비로운 영역으로 남아있다.

최근의 패러다임 전환은 더욱 흥미롭다. '줄기세포'가 살아있는 실체뿐 아니라 그것이 생성하는 모든 물질을 포함한다는 개념은 생명의 물질적 연속성과 존재의 다층적 영향력을 시사한다. 엑소좀, 엔도좀, 세포외 소포체의 복합적 작용은 생명의 네트워크적 특성과 상호의존성을 드러낸다.

지식의 민주화: 정보 검색의 존재론적 의미

줄기세포 치료에 대한 지식 획득의 과정은 단순한 정보 수집이 아닌, 현대인의 존재론적 조건인 불확실성과 복잡성 속에서 길을 찾는 실존적 여정이다. 인터넷 검색을 통한 정보 획득은 지식의 민주화를 상징하지만, 동시에 과잉정보 시대의 인식론적 도전을 반영한다.

영어로의 번역, 학술자료의 선별, 이미지를 통한 직관적 이해—이러한 방법론적 접근은 현대인의 지식 습득 방식이 갖는 다층적 특성을 보여준다. 특히 10년 이상 된 정보에 대한 경계는 지식의 시간적 유효성과 과학적 진보의 가속화된 리듬을 반영한다.

생명의 시작점: 제대혈의 존재론적 의미

신생아의 제대에서 얻어지는 줄기세포는 단순한 생물학적 자원이 아닌, 생명의 시작과 가능성이 담긴 존재론적 매개체이다. 주산기 부산물로부터 얻어지는 이 세포들은 생명의 출발점에서 연속성을 가진 재생의 가능성을 품고 있다.

그러나 이러한 소중한 자원의 보존은 실용적 제약에 직면한다. -273도의 액체헬륨이나 -196도의 액체질소를 통한 보관 방식은 기술적 한계와 경제적 부담을 상징하며, 이는 생명 보존의 윤리적 가치와 현실적 제약 사이의 긴장을 드러낸다.

쇠퇴와 재생의 변증법: 근감소증과 줄기세포의 희망

노화로 인한 근육의 퇴화는 인간 존재의 유한성을 상징하는 현상이다. 근육 섬유의 가늘어짐, 위성세포의 감소, 근육 줄기세포 기능의 약화는 시간의 불가역적 흐름 속에서 신체가 겪는 존재론적 변화를 반영한다.

그러나 줄기세포 치료는 이러한 쇠퇴의 불가피성에 도전한다. 정맥 주입을 통한 근육 기능 개선의 가능성은 노화의 존재론적 필연성에 대한 과학적 저항의 시도로 볼 수 있다. 이는 단순한 기능적 회복을 넘어 인간의 시간성과 유한성에 대한 근본적 질문을 제기한다.

순환과 회복의 변증법: 당뇨족과 혈관 재생

당뇨족의 발생과 진행은 혈관 퇴행이라는 생물학적 현상을 넘어, 신체의 상호연결성과 순환적 존재 방식에 대한 성찰을 요구한다. 미세 혈관의 퇴행에서 시작되는 증상의 연쇄적 악화는 신체 시스템의 복잡한 상호의존성을 드러낸다.

자가 성체 줄기세포를 통한 치료는 이러한 퇴행의 연쇄를 끊고 재생의 가능성을 모색하는 존재론적 개입이다. 혈관의 재생은 단순한 생리학적 회복을 넘어 신체의 자기 회복 능력에 대한 신뢰와 인간 존재의 탄력성에 대한 철학적 희망을 상징한다.

한계와 가능성의 변증법: 효과의 철학적 함의

치료 효과의 제한성은 과학적 한계인 동시에 인간 존재의 복잡성과 개별성에 대한 철학적 인정이다. 줄기세포 용량의 부족, 장기 특성의 다양성, 이식 및 생존의 어려움—이러한 제약들은 생명 현상의 예측 불가능성과 통제 불가능한 측면을 드러낸다.

환자의 전반적 건강 상태, 기대치와 위약 효과, 경제적 제약은 의학적 현상을 넘어 치유의 사회적, 심리적, 경제적 맥락을 반영한다. 이는 건강과 질병이 단순한 생물학적 상태가 아닌, 복합적인 인간 경험의 차원임을 시사한다.

존재의 재생: 철학적 성찰과 실천적 지혜

줄기세포 치료의 여정은 기술적 혁신을 넘어 인간 존재의 근본적 재구성 가능성을 탐색하는 철학적 모험이다. 미분화 상태에서 다양한 분화 가능성으로 이어지는 줄기세포의 생물학적 특성은 인간 존재의 유연성과 적응성에 대한 은유로서, 우리의 실존적 가능성을 재고하도록 한다.

이 여정에서 우리는 과학적 진보와 윤리적 성찰, 기술적 가능성과 존재론적 의미, 개인의 치유와 집단적 지식의 균형을 모색해야 한다. 줄기세포가 열어가는 "질병치료의 신세계"는 단순한 의학적 진보를 넘어, 인간 존재의 근본적 가능성과 한계에 대한 심오한 질문을 제기하는 철학적 영역이기도 하다.

노화, 질병, 재생의 경계에서 우리는 무엇이 가능하고, 무엇이 바람직한지에 대한 복합적 판단을 요구받는다. 이것이 줄기세포 이야기가 단순한 과학적 서사를 넘어 우리 시대의 근본적 철학적 성찰로 자리매김하는 이유일 것이다.

경제적·윤리적 함정

고가 치료 → 의료 접근성 격차

(1) 비용 장벽

환자 개개인의 세포를 채취·배양·분화하는 것은 복잡하고 비용이 많이 든다. 초기에는 수천만 원, 수억 원에 달하는 치료비가 예상되기도 한다. 이미 CAR-T 세포치료제가 일부 암 환자에게 승인된 사례에서, 1회 치료 비용이 수억 원대에 달한다는 보도가 있었다.

- 보험 적용 문제: 국가보험이 이를 지원하지 못하면, 부유층만 치료를 받는 상황이 발생한다.
- 경제적 불평등 심화: "돈이 있는 사람만 첨단 줄기세포 치료

로 건강과 수명을 연장"한다는 식의 사회적 불평등이 깊어질 수 있다.

(2) 연구·생산 공정 자동화의 가능성

줄기세포 제조·배양 과정이 자동화·규격화되어 대량생산이 가능해진다면, 장기적으론 비용이 떨어질 수 있다. 하지만 연구개발 초기에는 높은 비용을 감수해야 하고, 그 사이 의료 격차가 커질 것이라는 우려도 제기된다.

"부유층만 누리는 영생" 경계

(1) 윤리학적 시나리오

만약 줄기세포 기술이 극도로 발전해, 심지어 장기 재생으로 수명 연장까지 가능해진다고 가정해 보자. "부유층"이나 "특권층"이 막대한 돈을 들여 장기를 갈아끼우고, 노화된 신체 부위를 주기적으로 재생해 사실상 반영구적 생명을 누리는 미래. 반면 중산층 이하 대다수는 기존 의료나 보험 체계로 감당하기 힘들어, 빨리 늙고 병들어 사망하게 된다면?

이는 과학기술로 초래되는 "불멸의 양극화"가 될 수 있다.

일부 SF 작품에서는 이 시나리오를 극단적으로 그리며, 복제인간을 이용해 장기를 수확하는 디스토피아를 묘사하기도 한다.

(2) 공평한 의료 접근성을 위한 제도

공공보험이 첨단재생치료비 일부를 지원하거나, 정부가 연구개발비를 투자하고 그 대가로 일정 기간 가격 통제를 할 수도 있다. 그러나 실제 구현은 쉽지 않다. 재생의료 기업들은 엄청난 R&D 비용을 회수해야 하고, 정부 재정에도 한계가 있기 때문이다.

(3) 생명 윤리와 철학적 질문

인간 수명을 극단적으로 늘리는 것이 과연 바람직한가? 만약 특정 소수만 장수한다면, 그 파급효과는 어떻게 될까? "부자 불로장생" 시나리오는 과학기술 발전이 도덕적·사회적 질서를 뒤흔들 수 있음을 상징적으로 보여준다.

더 나은 미래를 위한 조건

과학적 근거기반 연구 + 투명한 정보 공개

(1) 연구 신뢰도 확보

줄기세포 치료가 대중화되려면, 대규모 임상시험의 결과가 공개되고, 객관적 동료평가와 재현성 검증을 거쳐야 한다. 부실 연구나 조작 사례가 발생하면, 대중의 신뢰가 무너져 "사기"라는 인식이 강화될 우려가 크다.

연구자 커뮤니티 내부에서, 학술지 논문 및 컨퍼런스를 통해 충분한 자료를 교환하고 반론하는 과정이 중요하다.

기업은 "영업 비밀"을 이유로 세부 데이터를 숨기는 경향이 있으므로, 일정 범위 내에서 임상 데이터를 공개하도록 의무화하는 정책이 필요하다.

(2) 환자·소비자 정보 접근성

줄기세포 시술이 늘어나면, 환자나 일반인이 직접 다양한 치료 옵션을 비교해 볼 수 있어야 한다. 마케팅 문구나 단편적 유튜브 영상이 아니라, 신뢰도 높은 공식 데이터베이스(정부나 학술 기관 운영)를 통해 "해당 치료제의 임상 단계, 효과, 부작용 보고" 등을 알기 쉽게 찾아볼 수 있도록 해야 한다.

국제 공조, 규제·법제의 지속적 업데이트

(1) 기술이 빠르게 변한다

지금 우리가 말하는 줄기세포 재생의학의 모습이 몇 년 후에는 또 달라질 수 있다. CRISPR 유전자편집, 3D 바이오프린팅, 나노기술, AI 기반 신약 개발 등 다양한 첨단 기술이 서로 결합해 새로운 치료법이 지속적으로 탄생한다. 법·제도도 이에 발맞춰 '고정된 틀'이 아니라, 유연하게 업데이트되는 체계를 가져야 한다.

(2) 국가 간 규제 차이와 협력

어떤 나라는 윤리·안전성 중시로 시간이 오래 걸리는 반면, 다른 나라는 경제적 이익이나 환자 요청을 이유로 규제를 완화해 신속 승인하는 식의 편차가 크다. 이로 인해 줄기세포 관광이 발생하거나, 부작용·불법시술 피해가 국경을 넘어 확산될 수도 있다.

국제기구나 협의체를 통해 어느 정도 공통 가이드라인을 마련하고, 임상시험 정보와 부작용 사례를 공유해야 한다.

동시에 각국의 문화·의료체계 차이를 고려한 로컬 규제도 병행하는 이중 구조가 필요하다는 의견이 많다.

(3) 투명한 업데이트와 참여

줄기세포 대중화를 향한 움직임은 결코 전문 관료·과학자만의 영역이 아니다. 시민사회, 환자단체, 윤리학자, 경제·경영 전문가 등이 참여해, 기술 발전을 사회적으로 관리하는 거버넌스를 구축해야 한다. 이를 통해 "혁신"과 "안전," "공정성"이 함께 보장되는 미래를 만들어갈 수 있다.

이미 시작된 '일상적 줄기세포 의료' 몇 가지 퇴행성 관절염 시술

병원에서 자가골수나 지방줄기세포를 추출해 무릎 관절에 주사, 연골 재생을 돕는 식의 시술이 이미 일부 환자에게 시행되고 있다. 아직 표준치료로 완전히 자리잡진 않았으나, 유효성을 인정받아 시판허가된 세포치료제도 있다.

화상·흉터 재생

중증 화상 환자에게 자가 피부세포나 어혈(혈소판 풍부 혈장) 등과 결합한 줄기세포를 이식해 빠른 회복을 유도하는 사례가 보고되었다. 일부 임상에서 긍정적 결과가 나타나고 있다.

안과 분야(망막세포)

망막질환(황반변성)에 대해 배아줄기세포나 유도만능줄기세포 iPSC 유래 망막색소상피RPE 세포를 이식하는 임상연구가 시행 중이다. 시력 개선 보고도 있으나 대규모 장기적 검증이 필요한 단계다.

이런 사례들이 점차 늘어난다면, "줄기세포 치료"는 혈액암이나 희귀질환 치료를 넘어 일상적 의료로 자리매김할 수 있다. 동시에 의료비나 윤리 문제가 한층 복잡해지리라는 것도 분명하다.

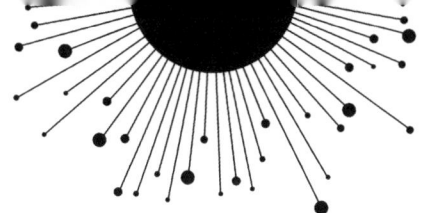

맺음말
혁신, 그리고 우리가 감당해야 할 책임

우리나라는 2012년 줄기세포를 기반으로 한 치료제가 세계 최초로 시판 승인되었다. 에프씨비파미셀의 '하티셀그램-AMI(심근경색치료제)', 메디포스트의 '카티스템(연골치료제)', 안트로젠의 '큐피스템(크론성누공치료제)'가 바로 그것이다. 이와 같이 줄기세포를 이용한 세포 치료제 기술 경쟁력에 있어서는 세계적 수준을 인정받고 있다. 또 이미 대학병원 실비보험 처리가 되고 있다.

실비보험으로 다양한 줄기세포 치료가 국내에서 합법적으로 치료되고 있어서, 앞으로 줄기세포 치료 연구는 환자들에게 좋은 소식이 될 것이다.

"줄기세포 대중화 시대"가 도래한다면, 맞춤형 유도만능줄기세포$_{iPSC}$ 라이브러리와 3D 프린팅 장기, 미용·노화 예방 시술의 일상화, 개인 건강관리와 재생의학이 융합되는 형식이 등장할 수 있다. 이것은 환자와 일반인 모두에게 전례 없는 의료 혜택과 편의를 가져다줄 것이다. 그러나 동시에 고가 치료로 인해 의료 접근성 격차가 심화될 수 있고, 일부 부유층이 극단적 장수·건강을 독점한다는 비판이 대두될 수 있다.

더 나은 미래를 위해서는 과학적 근거 기반 연구를 토대로, 투명한 정보 공개와 사회적 공론화가 필수적이다. 환자는 선택권을 가져야 하지만, 선택권이 책임 있는 판단에 기초하기 위해서는 올바른 정보가 제공되어야 하기 때문이다. 또한 국제 공조와 법·제도의 유연한 업데이트 과정을 통해, 불법 시술이나 편법적 줄기세포 관광을 줄여야 한다.

이 장에서 제시된 시나리오는 미래의 가능성을 그린 것이지만, 그 시작은 이미 우리 곁에서 일어나고 있다. 결국 "줄기세포 대중화"란 단순히 기술이 흔해진다는 뜻이 아니라, 새로운 의료 패러다임이 우리 사회에 정착하는 과정을 의미한다. 이때 혁신은 더 이상 막을 수 없는 흐름이겠지만, 이 혁신이 "인류 전체에게 이로운 방향"으로 전개되기 위해선, 모두의 지혜와 책임감이 요구될 것이다.

• 에필로그

영화가 우리에게 준 단 하나의 키워드, "생명존중"

강력한 과학기술, 그 빛과 그림자

우리는 앞선 여러 장을 통해, 줄기세포라는 과학기술이 얼마나 강력한 잠재력을 지니고 있는지 실감했다. 백혈병 환자를 살리는 골수이식(조혈모세포 이식), 난치성 질환을 치료할 희망을 안기는 재생의학, 생명공학 융합기술을 활용해 심장·간·뇌 같은 장기의 손상을 회복하려는 시도 등. 이 모든 분야가 줄기세포를 발판 삼아 놀라운 혁신을 추구하는 중이다. 더 나아가, 자가Autologous 세포나 유도만능줄기세포iPSC 기법을 통해 면역거부를 최소화하거나, 3D 바이오프린팅·유전자 편집 등 첨단기술과 접목해 맞춤형 장기를 만들어내려는 구체적 청사진까지 꿈꿀 수 있게 되었다.

하지만 영화 속 사례들을 곱씹어 보면, 늘 장밋빛 미래만 펼쳐지는 건 아니다. 복제인간 이야기(《블루프린트》, 《아일랜드》 등)를 통해 우리는 "생명의 상품화"가 초래할 디스토피아적 위험을 보았다. 또, 백혈병 치료 서사(《가을동화》, 《세상의 중심에서 사랑을 외치다》 등) 속에서는 치료 기회가 절박하지만 제한된 상황이 얼마나 쉽사리 '영웅화'나 '거품'을 부를 수 있는지 알게 되었다. 그리고 "제보자" 모티프 사례는 줄기세포 연구가 사회적 열광 뒤에 부정행위와 윤리 위반이라는 그림자를 감추고 있을 수 있음을 보여줬다.

즉, 줄기세포는 무조건적인 선善도 아니고, 무서운 재앙만을 가져오는 악惡도 아니다. 그 자체는 중립적 도구로, 우리가 어떻게 사용하고 관리하느냐에 따라 인간에게 "빛"이 될 수도, "그림자"가 될 수도 있다. 그것을 결정짓는 키워드는 바로 '생명존중'이다. 생명존중의 가치가 과학기술과 맞물려 올바른 방향으로 이어질 때, 우리는 줄기세포 혁명을 진정한 인류의 자산으로 완성시킬 수 있으리라 믿는다.

윤리 · 법 · 시민사회의 감시와 참여가 필수인 이유
기술이 빠를수록, 안전장치가 중요하다. 줄기세포 연구 속도는 놀라울 정도로 빠르다. 과거에는 SF 영화로 치부되던 '복제장기'나 '맞춤치료'가 이제는 구체적 임상시험 단계에 이르렀다. 그런데 기술이 곧바로 현실화되는 상황에서, 부작용이나 윤리문제를 완전히 예측하기란 쉽지 않다. 우리는 이미 여러 경험을 통해, "너무 빨리 상용화하면 안전성 검증이 부족해 환자가 큰 피해를 볼 수 있다"는 교훈을 얻었다. 반면 규제를 지나치게 엄격히 하면 연구 자체가 위축되고, 중증 환자가 치료 기회를 놓칠 수도 있다.

그래서 윤리·법·시민사회의 '견제와 참여'가 반드시 필요하다. 정부는 첨단재생의료법이나 의료 관련 규정으로 일정 수준의 안전장치를 마련하지만, 정부 혼자서는 모든 연구 현장을 완벽히 감시하기 어렵다. 학계 내부의 연구윤리와 동료평가, 언론과 시민단체의 비판적 시선, 그리고 환자 스스로의 자율적 정보 탐색이 유기적으로 얽혀야 부작용을 최소화할 수 있다.

생명의료윤리 4원칙과 사회적 공론장

우리는 생명의료윤리 4원칙(해악금지, 선행, 자율성, 정의)이 임상시험과 연구 전 과정에 적용되어야 함을 여러 차례 강조했다.
- 해악금지: 안전성 없는 연구는 환자에게 해가 될 뿐이다.
- 선행: 치료의 이익이 위험보다 클 때만, 환자의 최선 benefit 을

위해 연구를 정당화할 수 있다.
- 자율성: 환자나 피험자의 동의를 제대로 받고, 미성년자·취약계층에 대한 배려도 철저히 해야 한다.
- 정의: 연구 성과가 모든 사람에게 공정히 제공되는지(의료 접근성 격차), 특정 계층만 이익을 누리는 건 아닌지 돌아봐야 한다.

이 원칙들을 지켜나가려면 '공론장'이 필요하다. 줄기세포라는 첨단 과학기술이 단지 과학자와 기업만의 이슈로 끝나지 않고, 시민들이 참여하는 합의 절차로 이어져야 한다. 비용·부작용·사회적 영향 등을 솔직히 토론하는 문화를 만들 때, 비로소 생명존중이 공허한 구호가 아닌 실제 제도로 정착할 수 있다.

언론과 시민사회의 감시

영화 《제보자》가 잘 보여주듯, 권위 있는 연구자나 기관이 잘못된 정보를 발표하면, 대중은 쉽게 열광하고 의심 없이 믿어버릴 수 있다. 만약 그것이 조작이라면, 결국 국민 전체가 거대한 사기극에 동참하게 되는 셈이다. 이때 내부 고발자의 용기, 언론의 집요한 취재, 시민단체의 진실 규명이 없었다면, 거짓은 오래 살아남아 더 큰 피해를 낳았을 것이다.

줄기세포 치료가 확대될 미래에서도 마찬가지다. 홍보에 치우친 마케팅, 무분별한 임상시험, '줄기세포 관광' 같은 문제가 불거졌을 때, 언론과 시민사회가 신속히 반응해 사실을 검증해야 한다. 환자 커뮤니티와 온라인 정보망도 이런 과정에 일조할 수 있다. 아무리 과학이라도, 투명성과 비판이 뒷받침되지 않으면 부작용이 커지기 마련이다.

미래 의학을 이끌어갈 독자의 책임과 비전
소비자 아닌 참여자로서의 독자

이 책을 읽은 독자라면, 줄기세포가 얼마나 다채로운 가능성을 품고 있는지, 그리고 그 뒤에 숨어 있는 윤리·법·사회적 딜레마가 무엇인지 충분히 느꼈을 것이다. 우리 모두는 결국 이 기술을 '소비자'로서 맞이하게 될 수도 있지만, 동시에 '참여자'가 되기도 한다. 예컨대 임상시험에 참여하거나, 가족 중 누군가가 줄기세포 치료를 필요로 하게 되거나, 혹은 줄기세포 화장품·미용 시술 같은 서비스를 이용할 수도 있다.

그렇다면 "단순히 광고나 주변 소문에 휩쓸려 선택하는" 소비자가 아니라, 최소한의 과학적 판단 능력과 비판적 시각을 갖춘 참여자가 되는 것이 중요하다. 어떤 시술이 임상시험 몇 상까지 진행했는지, 해외 학술지에 어떤 결과가 나와 있는지, 부작용 사례는 어느 정도인지 살펴보는 습관이 필요하다. 이러한 '비판적 참여자'가 많아질수록, 줄기세포 시장은 건전하게 성장할 것이다.

사회적 합의의 토대는 상호 존중

줄기세포 혁명은 일부 과학자나 정부가 독단적으로 몰고 갈 수 없는 복잡한 이슈다. 다양한 가치와 이해관계가 얽혀 있기 때문이다. 이 책에서 다룬 여러 영화들이 보여주듯, 인간 존엄성과 생명이란 결코 가벼운 논쟁거리가 아니다. 복제인간 소재가 아니더라도, 중증 환자에게 줄기세포를 시도하려 할 때 환자의 권리, 임상시험의 윤리, 연구자의 책임, 정부의 규제, 기업의 이윤 등이 서로 부딪힐 수 있다.

결국 사회적 합의를 이끌려면, 각 주체가 서로를 존중하고, 투명하게 정보와 문제점을 공유하는 과정이 필수다. 의료기술이 빠르게 변하고, 글로벌 경쟁이 치열해지는 시대일수록, 합의는 더 어렵지만 그만큼 더 중요하다. 시민들이 "무조건 못 하게 막자"거나, 반대로 "규제 없애고 빨리 상용화하자"는 극단적 입장이 아니라, 생명존중을 중심에 둔 균형점을 찾을 수 있어야 한다.

다음 세대를 위해 준비해야 할 것

줄기세포 대중화 시대가 정말 찾아온다면, 우리 다음 세대는 지금과 다른 의료환경에서 태어나게 될 것이다. 탈모나 관절염, 치매 같은 질병이 상당 부분 예방·치료 가능한 상태가 될 수도 있고, 정자·난자·배아줄기세포 연구를 통해 개인 맞춤 장기를 '일상적'으로 배양하는 풍경이 전개될지도 모른다. 이런 시나리오는 희망차게 들리지만, 만약 과도한 비용과 윤리 위반이 만연하다면, 한쪽에서는 연명치료나 신체 업그레이드를 실현하면서 다른 쪽에서는 최소한의 치료조차 못 받는 양극화가 벌어질 수도 있다.

여기서 독자의 역할이 다시 중요해진다. "시민 한 사람"으로서, 과학적 정보에 관심을 가지고, 사회적 토론에 참여하며, 공공성이 살아 있는 의료정책을 지지해 줄 때, 첨단기술이 모두에게 이로운 방향으로 흐르게 된다. 만약 기술이 특정 세력이나 기업의 이윤만을 위해 통제 없이 남용된다면, 환자들의 안전과 사회적 신뢰는 심각하게 위협받을 것이다.

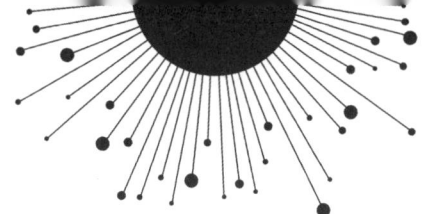

맺음말
생명존중의 길, 함께 걷는 여정

　줄기세포 연구를 둘러싼 영화적 서사와 현실 사례들은, 과학기술이 가져올 놀라운 혁신과 중대한 경고를 동시에 보여주었다. 어느 순간 우리는 "복제인간, 장기수급, 시한부 판정, 윤리적 파탄" 같은 극단적 이야기에 매혹되거나 두려움을 느끼며, 그 바탕에 흐르는 키워드 '생명존중'을 다시금 생각하게 된다.

　생명존중이란, 단순히 "생명을 아끼자"는 말로 끝나는 게 아니라, 인간을 '도구'나 '부속품'으로 취급하지 않는 태도를 의미한다. 영화에서 복제인간이 겪는 비극이나, 임상시험에서 허위로 희망을 선사받았다가 추락하는 환자들이 겪는 좌절을 보면, 이 가치는 더욱 절실해진다. 생명존중이 제대로 적용되지 않으면 과학은 쉽게 인간의 존엄을 해칠 수 있으며, 반대로 생명존중에 기초한 과학은 인류 삶을 획기적으로 개선할 수 있다.

우리는 이 책에서 줄기세포가 어떤 가능성과 위험을 품고 있는지, 또 윤리·법·시민사회의 역할이 얼마나 중요한지를 다각도로 살펴보았다. 마치 영화의 엔딩 크레딧이 올라가는 순간, 관객이 각자 메시지를 곱씹듯이, 독자 여러분도 이 책을 덮으며 "내가 원하는 미래는 어떤 모습일까?"를 스스로 물어보길 바란다. 파킨슨병이나 치매가 극복되고, 복제인간 대신 맞춤형 장기이식으로 난치병을 해결하는 평화로운 세상을 꿈꿀 수도 있고, 격차와 윤리 파탄이 심화된 디스토피아를 걱정할 수도 있다.

결국 그 답은, 우리 모두의 '합의'와 '실천'에 달려 있다. 생명을 존중한다는 것은, 당장 환자에게 무조건 시술을 하기보다는, 안전성과 유효성을 충분히 검증하는 과정을 거치고, 사회 전체가 그 성과를 공유하도록 제도화하는 일이다. 또한 연구 부정행위를 감시하고, 불합리한 비용 부담이나 접근성 격차를 해소하려는 정책을 마련하는 일이다. 그러려면 시민의 적극적인 관심, 언론의 비판 기능, 정부의 공정한 규제와 지원, 과학자·기업인의 책임 의식이 모두 필요하다.

줄기세포는 단지 하나의 과학기술 수단이 아니다. 이제 그 가능성은 다학제적이고, 인류 건강과 노화, 생명윤리 전반을 관통하는 중요한 열쇠가 되었다. 이 열쇠로 문을 여는 방식에 따라, 우리 미래는 희망적으로 바뀔 수도, 혹은 어두운 방향으로 흐를 수도 있다. 독자 여러분이 이 책을 통해 줄기세포 혁명과 윤리의 복합적 구조를 이해하고, 현명한 판단과 참여로 생명존중의 길을 함께 열어가길 기대한다.

"과학은 인간을 위해 존재해야 하며, 인간은 과학을 존중하면서도 비판적으로 다뤄야 한다." 이 간단한 문장은, 결국 이 책이 던지는 에필로그의 핵심이기도 하다. 영화가 우리에게 준 '생명존중'이라는 메시지를 가슴 깊이 새기고, 각자 삶의 자리에서 실현해 나가자. 그것이 줄기세포라는 강력한 과학기술을 '빛'의 방향으로 이끌어나가는 가장 확실한 방법일 것이다.

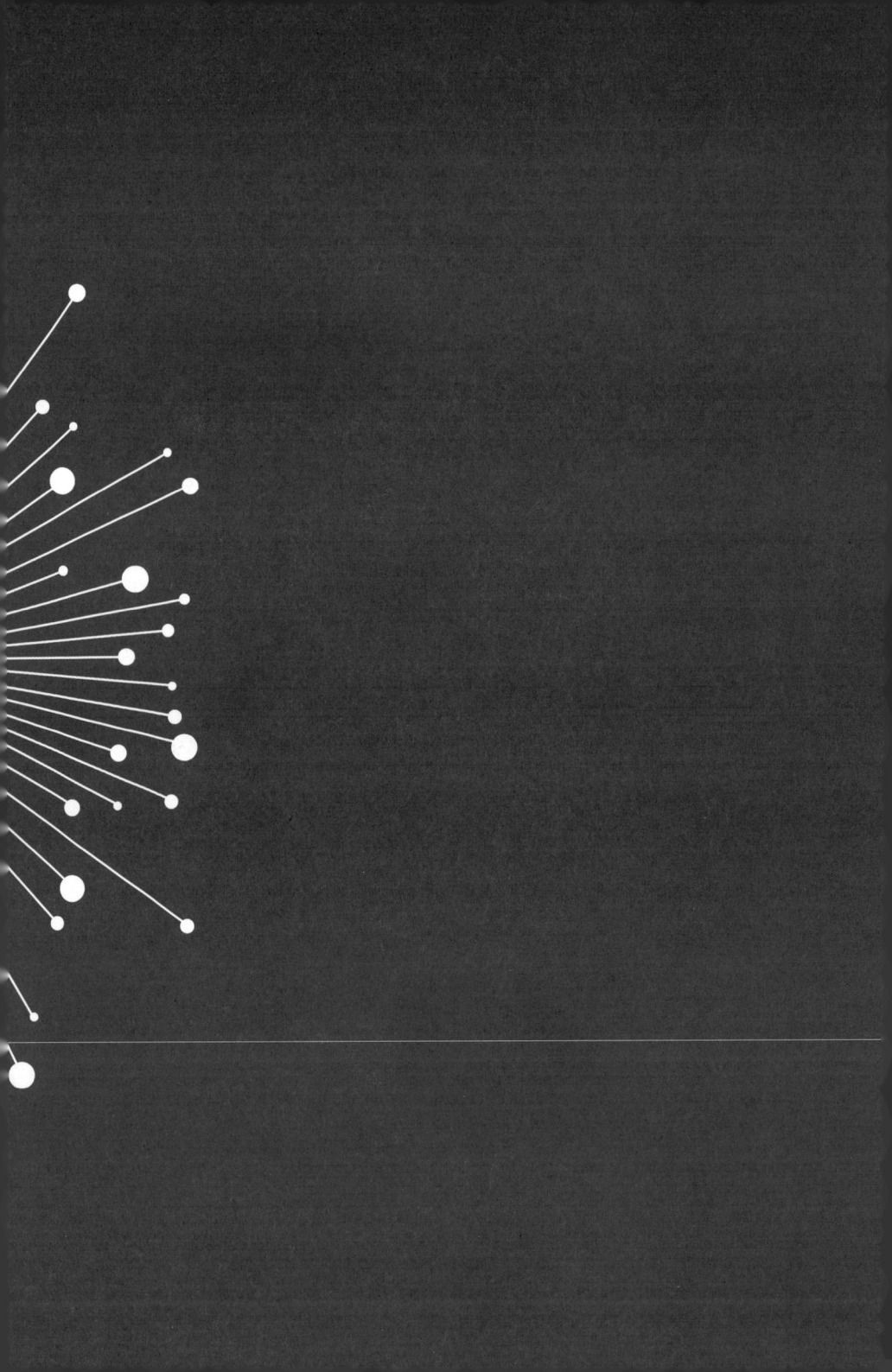

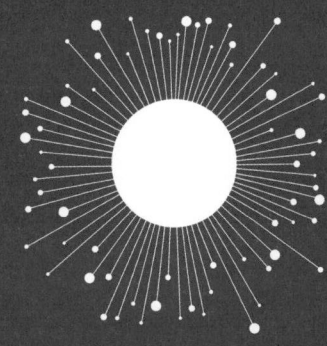

부록

● 부록

줄기세포 용어 정리

1. ESC Embryonic Stem Cell
- 정의: 수정란이 배반포blastocyst 단계일 때, 내부 세포덩이에서 유래하는 만능줄기세포
- 특징: 인체의 거의 모든 조직으로 분화할 수 있는 만능성 pluripotency을 지님
- 윤리 이슈: 배아를 파괴해야 한다는 점에서 강력한 반대가 존재, 각국의 법·윤리 규정이 엄격

2. ASC Adult Stem Cell
- 정의: 이미 성숙한 신체(골수, 지방, 제대혈 등)에서 추출되는 줄기세포
- 특징: 분화 범위가 제한적이지만, 안전성 면에서 비교적 윤리적 부담이 적고 면역 거부도 상대적으로 낮음
- 적용: 골수이식(백혈병), 일부 퇴행성 관절 치료, 미용 분야 등에서 사용

3. 유도만능줄기세포 iPSC Induced Pluripotent Stem Cell

- 정의: 체세포(예: 피부, 혈액)를 역분화시켜 만든 만능줄기세포
- 특징: 배아 파괴 없이도 ESC 수준의 분화능을 얻을 수 있어 윤리적 갈등을 피할 수 있지만, 암화 위험과 세포 품질 관리가 도전과제로 남음
- 미래성: 환자 맞춤형 치료, 유전자 교정, 3D 프린팅 장기 등 다양한 영역에서 '혁신 기술'로 주목

4. Gene Editing & CRISPR

- 유전자 편집 Gene Editing: 세포의 유전자를 원하는 위치에서 자르고 붙이는 기술
- CRISPR-Cas9: 유전자 가위로 불리는 대표적 편집 도구. 특정 DNA 서열을 정밀하게 편집할 수 있어, 질병 유발 유전자를 교정하거나 줄기세포 연구와 결합 시 강력한 치료 효과를 기대

5. CAR-T Chimeric Antigen Receptor T-cell

- 개념: 환자 T세포를 추출해 암세포에 반응하도록 유전자 재조합한 뒤, 다시 체내에 주입해 암세포를 공격하는 혁신 면역치료
- 연관성: 주로 혈액암(백혈병, 림프종)에서 눈부신 성과가 보고되며, 줄기세포 이식과 병행하거나 대체하는 전략도 연구 중
- 비용·안전성: 초고가 치료라 접근성 문제가 있고, 사이토카인 폭풍 등 부작용이 발생할 수 있어 세심한 모니터링 필수

주요 참조 영화 리스트

1. 가을동화
- 장르/개요: 멜로드라마. 시한부 여주인공(백혈병)과 가족·연인 사이의 애틋한 서사
- 의학 포인트: 조혈모세포 이식(골수이식)으로 완치가 될지 모를 희망 vs. 재발 위험, 부작용, 시한부 상황의 감정적 극대화

2. 세상의 중심에서 사랑을 외치다
- 장르/개요: 일본 원작 소설. 급성 백혈병 걸린 소녀와 사랑 이야기
- 의학 포인트: 백혈병 치료 과정(항암 · 골수이식), 환자와 가족이 느끼는 절망과 희망의 교차

3. 블루프린트
- 장르/개요: 복제인간 테마. 피아니스트 이리스가 자신의 재능을 이어가기 위해 복제인간 시리를 만든다.

- 의학 포인트: 체세포 핵치환으로 복제인간을 만드는 설정, 윤리적·정체성 문제를 심도 있게 다룸

4. 아일랜드
- 장르/개요: SF 스릴러. 장기 수급용 복제인간들이 비밀시설에서 사육(?)되는 디스토피아 설정
- 의학 포인트: 복제인간의 장기 적출, 생명 경시, 조직공학 악용 등 극단적 시나리오

5. 1리터의 눈물
- 장르/개요: 희귀 난치성 질환(척수소뇌변성증)에 걸린 소녀의 실제 투병 일기 기반
- 의학 포인트: 중추신경계 퇴행성 질환, 재생의학·줄기세포 치료가 아직 초기 단계라 극복이 어렵다는 현실적 한계

6. 제보자
- 장르/개요: 연구윤리 스캔들. 유명 과학자의 줄기세포 논문이 조작되었다는 사실을 내부 고발과 언론 추적으로 폭로하는 내용
- 의학 포인트: 임상시험 조작, 연구부정행위, 난자 채취 윤리, 국제학술지 논문 철회 등 '과학윤리'의 민낯

주요 연구기관 및 임상시험 안내

1. 국내외 첨단재생의료센터, 임상시험 포털 정보

- 국립암센터, 국립보건연구원: 재생의학 · 줄기세포 연구를 위한 국가 차원의 중추기관. 임상시험 상담·관리도 일부 수행
- 대학병원 재생의학센터: 국내 주요 대학병원(예: 서울대병원, 연세대 세브란스 등)에는 재생의학·줄기세포 전담 조직을 갖춘 곳이 증가 중. 신약·임상연구 참여 희망 시, 병원 IRB(임상시험 심사위원회) 안내를 받을 수 있음
- 해외:
  - 미국 NIH(국립보건원)나 FDA 임상시험 등록 사이트(ClinicalTrials.gov)를 통해 전 세계 재생의료 임상시험을 검색 가능
  - 유럽연합EU Clinical Trials Register, 일본 PMDA 사이트 등도 참고

2. 재생의료 분야 전문 학회·협회 연락처

- 국제줄기세포연구학회ISSC…: 줄기세포 연구와 윤리 가이드라인을 제공. 컨퍼런스·워크숍을 통해 최신 정보와 동향 교류

- 국내 생명공학·재생의학 학회: 대한줄기세포학회, 한국재생의학학회 등 관련 단체들. 정기 학술대회에서 임상 연구 결과와 윤리 이슈를 다룬다.
- 환자 단체: 희귀·난치성질환 환자 연합회, 암 환우회 등. 줄기세포 임상시험 참여, 부작용 사례 등을 공유하며, 제도 개선을 촉구하기도 한다.

3. 기타 참고 정보

- 민간 임상시험 포털: 일부 바이오기업이나 병원이 자체 임상시험 안내 사이트를 운영한다. 이때 연구윤리위원회IRB 승인 여부, 식약처(또는 해외 당국) 임상시험 등록 번호 등을 반드시 확인해야 한다.
- 국제 학술지·데이터베이스: PubMed, Web of Science 등에서 논문 검색을 통해 해당 줄기세포 치료의 과학적 근거를 파악 가능
- 정부 지원 프로그램: 국가 차원에서 재생의료 분야 연구비나 사업단을 운영하는 경우가 많으니, R&D 공고나 임상시험 지원 제도를 찾아볼 수 있다.

이 부록에서 정리한 줄기세포 용어, 참조 영화 리스트, 연구기관·임상시험 안내는 이 책에서 다룬 다양한 주제를 좀 더 폭넓게 이해하는 데 도움이 될 것이다. 줄기세포는 혈액암(골수이식)부터 미용, 복제인간, 재생치료, 유전자편집 등 넓은 스펙트럼을 아우르는 기술로, 각 분야마다 고유한 용어와 연구 현장이 존재한다. 독자 여러분이 이 정보를 발판 삼아, 더 깊은 자료를 찾아보고, 필요하다면 임상시험에 참여하거나 전문가와 상담할 때 유익한 길잡이가 되길 바란다.

　영화에서나 현실에서나, 줄기세포는 "생명"과 "윤리"를 강렬하게 부딪히게 만드는 소재다. 정확한 용어 이해와 신뢰할 만한 기관 안내 없이는 잘못된 광고나 가짜 시술에 속기 쉽다. 따라서 지금 소개한 리스트와 정보들을 잘 활용해서, 더욱 안전하고 유익한 의사결정을 내릴 수 있기를 희망한다. 책의 본문과 부록이 함께 어우러져, 독자에게 보다 풍부한 지식과 통찰을 선사하길 기대한다.

암환자를위한최신치료법

1판 1쇄 발행일	2025년 5월 21일
지은이	김종진
펴낸이	황준연
표지 본문 디자인	오형석
펴낸곳	대한항노화연구소
출판사등록	2024.2.8(제2024-9호)
주소	제주도 제주시 화삼북로 136, 102-1004
이메일	huang1234@naver.com
연락처	010-7651-0117
홈페이지	https://class.authorshouse.net
ISBN	ISBN 979-11-992717-0-8(03400)

· 이 책은 저작권법에 의하여 보호를 받는 저작물이므로 무단 전재와 복제를 금합니다.
· 파본은 구입하신 서점에서 교환해드립니다.